医学细胞生物学
实验与学习指导

主编 徐思斌　杜少陵

编委 （以姓氏笔画为序）
王爱侠　朱晓蕾
杜少陵　杨建课
汪　萍　林爱琴
宫　磊　徐思斌
高继光　黄顺国

中国科学技术大学出版社

内 容 简 介

本书包括医学细胞生物学实验指导和医学细胞生物学学习指导及复习思考题两大部分。实验指导部分是在总结作者多年的教学经验基础之上,根据理论与实验教学大纲的要求编写而成的,内容自成体系且紧扣理论教学,既能帮助学生掌握并验证基本理论知识,又能提高其操作技能,可多方面培养和训练学生独立分析和解决问题的能力。学习指导及复习思考题部分旨在突出学习的重点和难点,以提高学习效率。

本书可作为医学及细胞生物学相关专业学生的学习教材,也可作为相关技术工作者的参考资料。

图书在版编目(CIP)数据

医学细胞生物学实验与学习指导/徐思斌,杜少陵主编. —合肥:中国科学技术大学出版社,2013.8(2021.8重印)

ISBN 978-7-312-03278-3

Ⅰ. 医… Ⅱ.①徐… ②杜… Ⅲ.医学—细胞生物学—实验—医学院校—教学参考资料 Ⅳ.R329.2-33

中国版本图书馆 CIP 数据核字(2013)第 174128 号

出版 中国科学技术大学出版社
安徽省合肥市金寨路 96 号,230026
http://press.ustc.edu.cn
https://zgkxjsdxcbs.tmall.com

印刷 安徽省瑞隆印务有限公司
发行 中国科学技术大学出版社
经销 全国新华书店
开本 710 mm×960 mm 1/16
印张 10.5
字数 206 千
版次 2013 年 8 月第 1 版
印次 2021 年 8 月第 6 次印刷
定价 20.00 元

前　　言

　　"医学细胞生物学"是一门基础医学课程,熟悉并掌握本课程的基本理论、基本知识和基本技能,可以为其他医学基础课、专业课的学习奠定基础。

　　本书包括医学细胞生物学实验指导和医学细胞生物学学习指导及复习思考题两大部分。实验指导部分是在总结作者多年的教学经验基础之上,根据理论与实验教学大纲的要求编写而成的,内容自成体系且紧扣理论教学,既能帮助学生掌握并验证基本理论知识,又能提高其操作技能,可多方面培养和训练学生独立分析和解决问题的能力。学习指导及复习思考题部分旨在突出学习的重点和难点,以提高学习效率。

　　本书实验指导部分的特点为:

　　(1) 更新组合实验内容,增加学生动手操作的机会。

　　(2) 通过基本技能训练以及观察分析实验结果,使学生了解并掌握有关的实验技术原理和操作方法,进而培养学生动手实践、观察分析和解决问题的能力。

　　(3) 附有显微镜下各类标本的照片,更好地指导学生在镜下观察各类标本。

　　(4) 作业、思考题及小知识有利于扩大学生的知识面和提高其独立思考的能力。

　　本书学习指导及复习思考题部分既能帮助学生进行课前预习,使学生在课堂上掌握重点和难点内容,提高听课效率,又能帮助学生课后复习,提高学习效率。

　　由于编者水平有限,书中难免有错漏和不妥之处,敬请读者批评指正。

编　者

2013 年 3 月

目　　录

医学细胞生物学实验指导

第六部分 细胞融合与凋亡实验

医学细胞生物学学习指导及复习思考题

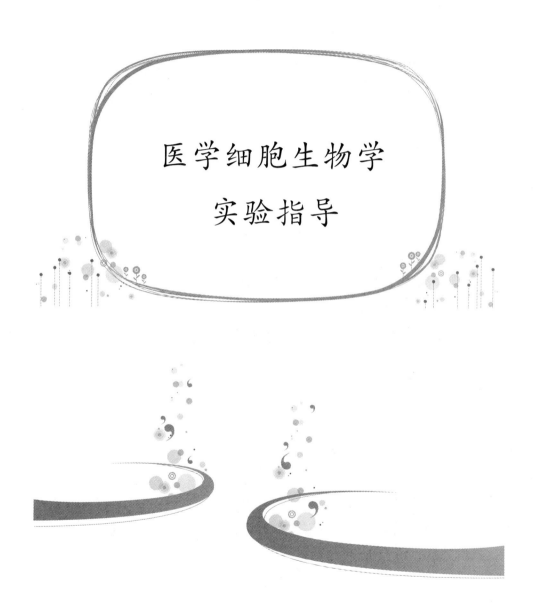

医学细胞生物学

实验指导

实 验 的 一 般 知 识

一、实验课的目的和要求

实验课的目的是进一步理解和巩固课堂理论知识,掌握必需的基本知识和技能;培养学生独立操作、观察、分析和思考的能力;培养实事求是的科学态度;养成守纪律、爱公物、爱整洁的良好学风。

要求学生在实验前认真预习实验指导的有关内容。实验时遵守实验操作规程,严格按照教师的安排和实验指导的要求进行,实验作业必须根据自己的操作过程和观察结果认真完成。实验纪律、实验态度、操作能力、实验效果和作业等均作为实验成绩的考核内容。

二、实验守则

(1)每次实验课必须带实验指导、实验作业练习簿、绘图用品等,进入实验室须穿好工作服。

(2)使用显微镜的实验,应在实验前借取显微镜,使用前后都要检查显微镜,如有损坏,应及时向教师报告。

(3)实验室内不得喧哗嬉笑,应定位入座。

(4)实验前由组长从实验准备室领取实验用品,待教师讲解后方可动用。在使用时应注意节约、爱护公物,若有损坏,应及时报告,酌情赔偿。

(5)示教标本不得任意移动,以免妨碍他人使用。

(6)实验完毕应将实验用具洗净擦干,由组长负责如数交还。

(7)每次实验结束,以小组轮流打扫卫生,关好水、电、窗、门后方可离开。

(8)遵守请假制度,不得迟到、早退或无故缺席。

三、实验报告的格式和要求

实验报告是对整个实验过程和结果的一个客观、真实的记录。内容一般包括实验的名称、时间、内容、结果和讨论等,同时还可记录一些注意事项、成功经验、失败教训、对某些问题的独特见解,以及一些突发的好主意、好思想等。

不同的实验类型对实验报告的格式要求也是不同的。设计性或研究性实验的实验报告一般按科技论文的撰写格式来写,内容包括:题目、摘要、关键词、前言、材料与方法、结果、讨论、参考文献等。基础性实验或综合性实验的实验报告的书写格式如下：

实验一　实验名称

一、实验目的：写出本次实验要达到的目的。1.……;2.……;3.……等。

二、实验原理：说明本次实验的实验原理。有些实验原理简单或不要求掌握的也可不写。

三、实验内容：写出实验步骤及流程。1.……;2.……;3.……等。

四、实验结果：运用文字、图形、表格等真实全面展示出实验的结果。内容注意与实验内容区分开。

五、分析与讨论：对实验过程中的现象和结果进行分析和讨论，对一些重要的注意事项进行思考,总结自己的成功经验、失败教训和本次试验的心得体会等。

（徐思斌　杨建课）

第一部分　显微镜构造与细胞形态实验

实验一　普通光学显微镜的构造和使用

一、实验目的

(1) 熟悉普通光学显微镜的结构和用途；

(2) 掌握低倍镜、高倍镜的正确使用方法。

二、实验原理

显微镜是利用凸透镜的放大成像原理，增大近处微小物体对眼睛的张角（视角大的物体在视网膜上成像大），将人眼不能分辨的微小物体放大到人眼能分辨的尺寸。用角放大率 M 来表示它们的放大本领。因同一件物体对眼睛的张角与物体离眼睛的距离有关，所以一般规定像离眼睛距离为 25 cm（明视距离）处的放大率为仪器的放大率。显微镜观察物体时通常视角很小，因此视角之比可用其正切之比来代替。

普通光学显微镜主要由物镜和目镜组成，它们均为凸透镜。物镜的焦距 (f_1) 短，目镜的焦距 (f_2) 长。物镜到标本 (AB) 的距离稍大于物镜 (L_o) 的焦距，标本经物镜放大后，形成放大倒立的实像 $A'B'$，实像 $A'B'$ 是目镜上的物体，它位于目镜的焦点以内，$A'B'$ 经目镜 (L_e) 再次放大后，形成放大的虚像 $A''B''$（图 1.1）。

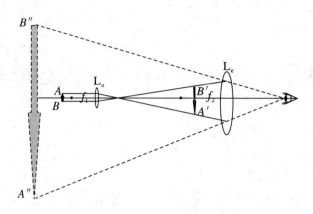

图 1.1 普通光学显微镜成像原理图

三、实验用品

1. 器材

显微镜。

2. 材料

纤维片。

四、实验步骤

（一）显微镜的构造

光学显微镜简称光镜，其作用是将微细结构适当地放大，以便于观察。它是生物学、医学教学和科研的常用仪器，每个生物学和医学类的学生都必须熟悉它的结构及性能，掌握其正确的操作方法。

普通光学显微镜种类很多，型号各不相同，无论外观上存在着多大差异，其基本结构和功能大致是相同的，一般由机械部分和光学部分组成（图 1.2）。

1. 机械部分

镜座：是显微镜的底座，用以支持和稳定整个显微镜。

镜柱：是垂直于镜座上的短柱，起支持镜臂和镜台的作用。

镜臂：位于镜柱上面的弓形部分，使显微镜便于提取。

镜筒：位于镜臂前方的圆筒，上端装有目镜筒，下端连接物镜转换器，以齿状板与调节器相接，可上下移动，调节焦距。

物镜转换器：位于镜筒下端一个可旋转的圆盘，一般装有 3 个不同放大倍数的接物镜，旋转它可以调换不同放大倍数的接物镜，旋转盘边缘有一固定卡，当旋至物镜和镜筒成直线时,就会发出"咔"的碰响声,此时可调节焦距观察玻片上的标本。

镜台:又称载物台,是位于镜臂下前方的一块方形平板(有的为圆形),用于承放玻片标本,镜台中央有一圆形的通光孔,光线透过聚光镜由此孔射向标本。

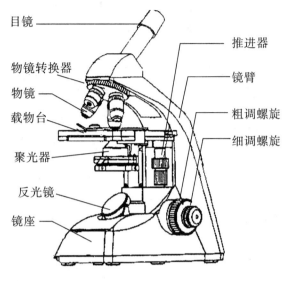

图 1.2　单目显微镜的结构

推进器:位于镜台后方和侧面边缘,下方一侧有两个旋钮,转动它可以调节推进器,使标本做前、后、左、右移动,以便全面观察。有的显微镜无推进器,但装有弹簧夹,标本推进器上有纵横游标尺用以测定标本在视野中的位置,即游标尺副标尺的一致点,如图1.3所示。可见副标尺的零点在主标尺的26~27之间,副标尺的2与主标尺的30一致,即2与主标尺上的一个分度线正对,此标尺所表示的数值即为 26.2 mm。

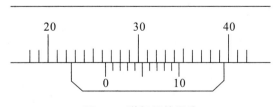

图 1.3　游标尺的用法

调节器:在镜臂上方(有的位于下方)装有一大一小两对齿轮,大的为粗调节器(粗调螺旋),小的为细调节器(细调螺旋);转动它们可使载物台做上下移动,便于调节焦距。转动粗调节器可使镜筒做较大距离或较快速度的升降,通常在低倍镜找物像时使用。转动细调节器可使镜筒做缓慢的升降,常用它做精细的调节,从而得到清晰的物像。

2. 光学部分

反光镜:位于聚光器下方,镜柱前方的一个圆形平凹两面镜。反光镜可转向各方,以便收集各方向的光源,并反射到聚光镜上。

反光镜分平面镜和凹面镜两种:

(1) 平面镜:聚光力弱,适合在光线较强时用。

(2) 凹面镜:聚光力强,适合在光线较弱时用,因此实验室常用凹面镜。

聚光器:位于镜台通光孔的下方,由聚光镜和虹彩光圈组成。镜柱的一侧装有螺旋,可调节聚光器的升降。上升时光线较强,下降时光较弱。

聚光镜:由几组透镜组成,位于镜台下方,其作用是聚集光线,增强视野的亮度。

虹彩光圈:又称光阑,是由许多可活动的金属薄片叠合而成的圆环状结构,圆环外侧有一小柄,移动小柄可使光圈打开或关闭,以控制光线的强弱,使物像更清晰。

物镜:嵌装在旋转盘上,一般分低倍镜、高倍镜和油镜3种。低倍镜头最短,油镜头最长,高倍镜头介于两者之间。镜头上标有不同放大倍数的符号,一般低倍镜头为$10\times$,高倍镜头为$40\times$,油镜头为$100\times$,数字愈大其代表的放大倍数也就愈大。

目镜:装在镜筒的上端,一般镜箱中配有几种不同放大倍数的目镜,使用时可根据自己的需要,选择合适的目镜装于镜筒。目镜内常装有一根指针,以指示观察玻片标本的某一部分。

3. 显微镜放大倍数的计算

$$显微镜放大倍数 = 目镜放大倍数 \times 物镜放大倍数$$

例如,目镜为$10\times$,物镜为$40\times$,其放大倍数就为10×40,即400倍。

(二) 显微镜的使用

从镜箱中取出显微镜时应右手握镜臂,左手托镜座。检查显微镜各部分结构是否完整,如发现有缺损或性能不良,应立即报告老师,请求处理。把显微镜放在身前稍左侧的实验桌上,座位高低要适宜,姿势要端正,镜座与桌边距离约10 cm。观察显微镜标本时要学会两手同用(一手转动调节器,一手转动推进器),两眼齐睁,左眼观察目镜标本。

1. 低倍镜的使用

先转动粗调节器,使镜筒上升或载物台下降,再转动物镜转换器,使低倍镜头对准镜台圆孔即通光孔,当听到轻微的碰响声时,说明目镜和物镜已成一条直线。

对光:打开光圈,旋转聚光器的升降螺旋,使聚光器升到与镜台平齐,用左眼观察目镜,同时用反光镜的凹面对向光源,直到视野内光线明亮均匀为止。

置片:取被观察的玻片标本置于载物台上,注意正面朝上。玻片两端用标本推进器或弹簧夹夹住,然后移动玻片,使片中的标本对准通光孔的正中央。

调节焦距:先从侧面注视低倍镜,转动粗调节器使物镜缓慢下降至距标本0.5 cm左右(切记不可一边在目镜中观察,一边下降物镜,这样做可能在不知不觉中使物镜压碎标本,甚至可能损坏物镜),然后用左眼在目镜中观察,同时调节粗调节器,使物镜慢慢上升,直至视野出现清晰物像为止。再用细调节器调节即可得到最清晰的物像。如物像不在视野内,可稍移动玻片标本的位置(注意:玻片移动方向与物像移动方向正好相反)。

2. 高倍镜的使用

按上述同样的操作程序,先在低倍镜下找到物像,将需要观察的标本或标本的一部分移至视野中央,转动物镜转换器,调换高倍镜头,从侧面注视物镜,使高倍镜头对准通光孔,转动细调节器(切记不可用粗调节器),直到物像清晰为止。若光线太强或太弱,可调节光圈或升降聚光器,求得最适的亮度。

如按上述操作程序还找不到物像,可考虑以下原因并予以纠正:

(1)观察的标本不在视野内,可调换低倍镜重新将标本移到视野中央。

(2)标本放反。应将有盖玻片或标签的一面向上可找到物像。

(3)标本褪色。应调节聚光器或光圈,以减少光的亮度。

在更换玻片标本时应先转开高倍镜取出玻片标本,然后再放置其他的标本。

3. 油镜的使用

先在低倍镜下找到清晰物像,再转换高倍镜观察,并使观察到的物像位于视野中央,转动物镜转换器,使高倍镜移向一侧,在光孔所对的标本处上方中央滴一滴香柏油,眼睛注视侧面,使油镜头与香柏油接触,左眼观察时微微调节细调节器,直到视野中的物像清晰为止。

油镜使用完毕,首先上升镜筒,把油镜头移开,与高倍镜平齐呈"八"字形,用擦镜纸沾少许二甲苯把油镜头上的香柏油擦拭干净,用绸布包好,送回镜箱。

(三)显微镜的使用练习

取一张纤维交叉片,先用低倍镜观察,将玻片标本前、后、左、右慢慢移动找到交叉点,然后移至视野中央,转换至高倍镜观察,判断红绿纤维的上下位置。

五、注意事项

(1)保持显微镜清洁,不用时及时用塑料罩罩好,放回镜箱。机械部分有灰尘可用干净纱布擦拭,光学部分如有污垢切勿用手、纱布和毛巾擦拭,必须用擦镜纸轻擦,可沾少许二甲苯擦拭。

(2) 取送显微镜时,不可单手斜提,前后摆动,以防部件滑脱着地损坏。

(3) 不可随意取出目镜,以免灰尘落入镜筒,更不能拆卸任何部位的零件。

(4) 下降镜筒时,不宜用力过猛,速度过快,以免压碎玻片标本,碰碎镜头。

(5) 使用油镜时,必须先在玻片标本上滴香柏油才能进行观察,显微镜不宜倾斜,以防香柏油流出,用毕后应立即将油擦净。

(6) 临时制片时,应注意将载玻片上、下多余水分用电吹风吹干,再放置镜台上。

(7) 显微镜使用完毕,应取出玻片标本,并将接物镜转成"八"字形偏离镜台孔,下降镜筒,使之靠近但不能接触载物台,然后罩上镜罩。

六、实验作业

填写普通光学显微镜各部件的结构名称。

七、思考题

(1) 怎样区别低倍镜、高倍镜和油镜?

(2) 为什么在使用高倍镜、油镜时,仍要从低倍镜开始调节?

(3) 当视野中出现窗柜或窗外景物时怎么办?

(4) 经过哪些步骤才能在低倍镜下找到物像?

(林爱琴 宫 磊)

实验二　细胞的基本形态和结构

一、实验目的

(1) 掌握细胞的基本形态和结构；

(2) 掌握普通光学显微镜的使用方法；

(3) 掌握生物绘图的基本方法。

二、实验原理

细胞是生命活动的基本结构和功能单位。构成人及其他生物的细胞在形态上是多种多样的，有球形、梭形、椭圆形、立方形、圆柱形、扁平形、星形等。在漫长的进化过程中，细胞的形态和其所行使的功能是相适应的。如长梭形的肌细胞具有收缩的功能；星形的神经细胞具有传递神经信号的作用；带有长长尾巴的精子具有游动功能；扁圆形的红细胞，携带着氧气或二氧化碳能在血管中任意游走。

虽然各类细胞的形态各异，但它们都具有共同的基本结构。在光学显微镜下，动物细胞的基本结构可分为：细胞膜、细胞质、细胞核 3 个部分；细胞内有一些重要的细胞器，如线粒体、高尔基体、内质网、中心体、核糖体、溶酶体等。植物细胞在细胞膜的外侧还有一层细胞壁，细胞内还有叶绿体和大的液泡。

一般细胞的体积较小，且大多是无色透明的，肉眼很难看见，须借助显微镜才能看到，如果想看清其结构，还要事先对其进行染色处理。通常我们把在光学显微镜下看到的结构称为细胞的显微结构，在电子显微镜下看的结构称为细胞的亚微结构或超微结构。

三、实验用品

1. 器材

普通光学显微镜、擦镜纸、铅笔、小刀。

2. 材料

人血涂片(HE 染色)、蛙血涂片(HE 染色)、猫脊神经节切片(HE 染色)、鼠小肠上皮横切片(HE 染色)。

四、实验步骤

1. 人的红细胞及白细胞的观察

取人血涂片(HE 染色),置低倍镜下观察,选择细胞色泽清楚、不重叠、分布均匀的区域换高倍镜观察。可观察到 HE 染色的人血涂片上,红细胞数量多,体积相对较小,呈圆盘状,细胞质呈粉红色,无细胞核;白细胞数量少,体积相对较大,呈圆球形,细胞内有一呈蓝紫色的细胞核,细胞核的形态多样(图 2.1)。

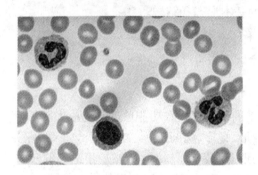

图 2.1　人血涂片(10×40,HE 染色)

2. 蛙的红细胞及白细胞的观察

取 HE 染色的蛙血涂片,先在低倍镜下找到一片色泽清楚、细胞不重叠、分布均匀的区域,然后换高倍镜仔细观察红细胞和白细胞。可见蛙的红细胞呈长椭圆形,细胞质呈粉红色,中央有一圆形或椭圆形染成蓝紫色的细胞核。视野内有时可见到圆球形的白细胞,细胞核明显,呈蓝紫色(图 2.2)。

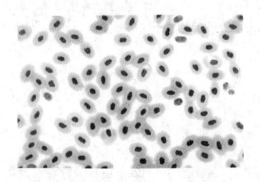

图 2.2　蛙血涂片(10×40,HE 染色)

3. 猫的脊神经节细胞及卫星细胞的观察

猫脊神经节是脊神经背根上的一个膨大结构,内含许多神经元胞体和平行排列的神经纤维束。取经 HE 染色的猫脊神经节横切片,在低倍镜下找到猫脊神经节神经细胞体区并移到视野中央,换高倍镜仔细观察。可见视野内有许多大小不等的卵圆形的紫红色的神经节细胞,每个细胞外围有一层结缔组织的被束,着色浅,被束内为细胞膜,但界限不明显;中间染色较浅的大而圆的是细胞核,其内可见1~3个核仁;细胞膜与细胞核之间的均质部分为细胞质;被束与胞体之间可见到一些卫星细胞,细胞较小,圆形细胞核呈蓝紫色(图 2.3)。

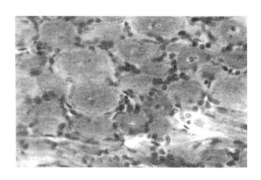

图 2.3　猫脊神经节横切片(10×40,HE 染色)

4. 鼠的小肠上皮柱状细胞及杯状细胞的观察

取鼠的小肠上皮横切片(HE 染色),在低倍镜下,可见小肠腔内有许多指状的突起,即小肠绒毛。选一根典型的小肠绒毛移至视野中央,换高倍镜仔细观察,可见小肠绒毛壁为单层的柱状上皮,由大量的柱状细胞和杯状细胞组成。柱状细胞呈圆柱状,核小、椭圆形、染色较深,位于细胞基部;杯状细胞位于柱状细胞之间,胞体膨大,其内充满黏液,细胞核位于基底部,细胞整体形状似高脚酒杯,杯口向着游离面,可周期性地向肠腔内分泌黏液,对小肠上皮起保护作用(图 2.4)。

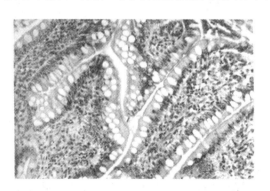

图 2.4　鼠小肠上皮横切片(10×40,HE 染色)

五、注意事项

(1) 显微镜的使用要规范,严禁压坏玻片标本。

(2) 取用玻片标本时,操作要规范,不可用手触摸玻片上下两面,尤其是盖玻片处;标本看完后要放回原处,排列整齐。

(3) 边看边记录结果,严格按生物绘图的要求来画图。

六、实验作业

(1) 绘制蛙血红细胞、白细胞图。

(2) 撰写实验报告。

七、思考题

思考细胞形态和其功能的关系,并举例说明。

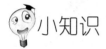 小知识　　生物作图的方法和要求

生物绘图是细胞生物学实验的一种重要的报告形式,是对实验结果的客观描绘。它和一般的绘画不同,既要符合规范,又要客观、准确、清晰地反映出观察事物的形态特征。绘图过程中一般采用"白描"和"点点衬映"相结合的绘画技巧,所绘图形、标注文字、水平线、图题等都必须用黑色铅笔来完成,不可使用有色铅笔、钢笔、中性笔等。基本的方法和要求如下:

1. 所需工具

中性铅笔(HB)和硬性铅笔(2H 或 3H)各一支,小刀,橡皮,直尺等。

2. 仔细观察

对所描绘的事物要仔细观察,正确理解各部分的结构特征,选择那些具有代表性的、典型的、最能说明问题的部分进行绘图。

3. 布局和构图

根据纸张的大小和绘图的数目,对所绘图形的大小、位置等要安排得当,防止图形过大、过小或偏在纸张的一角;由于图的右侧和下面要写标注文字,所以图形一般位于纸张的偏左上方处;同时要注意实验报告整体的美观、大方。

4. 勾画轮廓

一般要求边看边绘,左眼看显微镜,右眼看图纸并绘图。根据所看到的物像,

先用中性铅笔(HB)勾画出一个草图,下笔要轻,然后根据物像对草图进行补充和修正后,擦去草图,留下痕迹,再用硬性铅笔(2H或3H)进行复描,以完成组织结构的线条图。整个过程要求线条柔和、平滑、均匀,不可断断续续、有深有浅。

5. 打点和完善

根据物像各结构的比例、明暗或染色的深浅,以点的疏密程度来表示。点疏的地方表明结构比较暗或染色比较浅,点密的地方表明结构较明或染色较深。打点时,要求用笔尖垂直打点,用力要均匀,不可有拖尾;切忌用线条涂抹或涂阴影。图形完成后,再与显微镜下的物像仔细对照,看是否有遗漏或错误的地方,并及时给予改正。

6. 标注

注明图像各结构的名称,要尽可能地详细。在相应的结构处用直尺向右侧引出水平线,引线要平直,间隔要均匀,且末端要整齐地排列在同一垂线上;在引线末端右侧工整水平地书写结构名称,尽可能详细、全面。最后在图的正下方写出图题,一般包括序号、名称、放大倍数等,要求用语科学、严谨、准确。

(杨建课　徐思斌)

实验三　血涂片的制备及显微测量

一、实验目的

(1) 掌握临时血涂片的制备方法；

(2) 掌握显微测微尺的原理和使用方法；

(3) 熟悉显微测量细胞体积的计算方法。

二、实验原理

血涂片技术是血液学研究、临床检验中最基本的技术之一，将血液涂在载玻片上制成单层细胞的玻片标本，可清晰地看到细胞的形态、数目的相对多少等。经染色处理，可对细胞进行分类、计数，还可对其化学成分、细胞器等进行研究。取材简单，操作方便，因此该技术应用十分广泛。

显微测量是对细胞的长度、面积、体积等进行测量计算，是临床上研究正常与病变组织细胞、致病微生物、寄生虫等的基本方法之一。显微镜下用来测量细胞大小的工具是显微测微尺，包括镜台测微尺和目镜测微尺，两者配合使用方可达到测量目的。镜台测微尺是一张特殊的载玻片，其上固定一个特别精细的标尺，标尺长 1 mm，被分成 100 格，每格长 0.01 mm（10 μm），是专门用来标定目镜测微尺每格长度的，标尺外有个小黑圈，正面标有精确长度；目镜测微尺是一块放入目镜筒中的圆形玻片，上面标有一个 50 或 100 等份的"十"字坐标刻度的尺子，其每格所代表的实际长度随物像的放大倍数的不同而不同，所以在一定倍数下使用时，必须先用镜台测微尺标定目镜测微尺每格所代表的实际长度单位后，再来测量标本的大小，才能得到其实际的大小。

三、实验用品

1. 器材

普通光学显微镜、显微测微尺、载玻片、吸水纸、胶头滴管、抹布、记号笔。

2. 材料

新鲜抗凝的蛙血。

四、实验步骤

1. 蛙血涂片的制备

（1）取血。取一张载玻片擦拭干净后，左手持片（图 3.1(a)），并保持水平，用胶头滴管取混匀的蛙血 1 滴，滴在玻片长度 1/3 处的中央。

（2）推片。右手取一张边缘光滑的载玻片作为推片，将其一端斜置于血液的前缘；先向后移动推片，使其与血液接触，血液沿推片一端分散成线状后，使两玻片呈 30°～40°角（图 3.1(b)），均匀地向前推出，推到持片长度 2/3 处止，多余的血液用吸水纸吸去，使血液在玻片上形成一层薄而均匀的血膜（图 3.1(c)）。

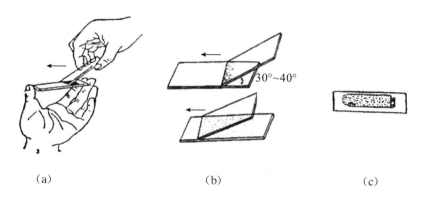

（a）　　　　　　　　　　（b）　　　　　　　　　　（c）

图 3.1　血涂片的制备方法

（3）观察。血涂片自然风干后置于显微镜下观察，先低倍后高倍，看细胞分布是否均匀，有无重叠等。涂片失败的，要换张载玻片重新涂片。

2. 细胞的显微测量

（1）安装。取下目镜，再取下上面的接目镜，小心地将目镜测微尺的刻度面向下放入目镜筒，旋上接目镜后把目镜放回显微镜。

（2）标定。将镜台测微尺正面向上放于载物台上，在一定倍数下找到镜台测微尺的尺子，调节推进器使其位于视野中央，并与目镜测微尺靠近；转动目镜筒，使两种测微尺的尺子平行；以两个尺子的任一重合的刻度线为起点，找出另一重合的刻度线，并仔细数出两重合线间两种尺子分别的刻度数（格数）。按下面的公式计算出在该放大倍数下目镜测微尺每格代表的实际长度：

$$目镜测微尺每格代表的实际长度 = \frac{镜台测微尺格数 \times 10}{目镜测微尺格数} \quad (\mu m)$$

由于实际操作过程中存在误差，故要多标定几次，取其平均值作为目镜测微尺每格所代表的实际长度（图 3.2）。

（3）测量。移去目镜测微尺，换上已染色的蛙血涂片，从所有测量的细胞中找到一个典型、清晰的细胞后,转动目镜筒使目镜测微尺的尺子分别与这个细胞的长短径平行,并记录下长短径分别占了目镜测微尺几个格子数,再乘以目镜测微尺每格所代表的实际长度后,即为该细胞的实际长度。注意:测量时的倍数和标定时的倍数要一致。

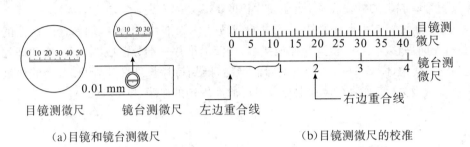

（a）目镜和镜台测微尺　　　　　　　　（b）目镜测微尺的校准

图 3.2　目镜测微尺的读数

（4）结果换算。如果想得到细胞的体积,可按其形状相应的体积公式来计算。

椭球形:

$$V = \frac{4\pi ab^2}{3}$$

式中,a 为长半径,b 为短半径。

圆球形:

$$V = \frac{4\pi r^3}{3}$$

式中,r 为半径。

圆柱形:

$$V = \pi r^2 h$$

式中,r 为圆半径,h 为高度。

如果想进一步得到核质比,可按下式来计算:

$$NP = \frac{V_n}{V_c - V_n}$$

式中,V_n 为细胞核体积,V_c 为细胞体积。

五、注意事项

（1）血涂片所用的载玻片一定要十分干净,刚买的载玻片一般呈碱性,必须经过特殊处理使其呈中性。

（2）取用载玻片时,手只能持其边缘,不可触及上下表面,保持其干净、中性、无油腻。

　　(3) 推片时,角度要符合要求。如果角度过大,则血膜过厚;角度过小,血膜将很薄。此外速度要一致,防止血膜呈波浪形。

　　(4) 血涂片必须风干后才能在显微镜下观看。

　　(5) 显微测量时,镜台测微尺必须正面向上放在载物台上,否则无法标定。取用时要轻柔,以防损坏。

　　(6) 测量细胞大小时,每种类型的细胞要多测几个,多测几次,取其平均值,减少误差。

六、实验作业

　　(1) 测量蛙血红细胞的大小,测量 5 个以上细胞,取其平均值,并完成表 3.1。

表 3.1

放大倍数	重合线间镜台测微尺格数		重合线间目镜测微尺格数		目镜测微尺的标定长度	
	1	2	3	4	…	平均值
长直径						
短直径						
体积						

　　(2) 撰写实验报告。

七、思考题

　　显微测量时,如果标定的倍数和测量的倍数不一致,将出现什么结果?

（杨建课　徐思斌）

第二部分　细胞器与细胞化学实验

实验四　细胞器的分离与观察

一、目的要求

（1）了解细胞分级分离的技术和方法；

（2）掌握光学显微镜下高尔基体、线粒体、中心体的形态结构及分布。

二、实验原理

细胞器是细胞中重要的功能型器官，由于不同的细胞器存在大小和密度的差异，因此不同的细胞器在介质中的沉降系数不同，可以用分级分离的方法来分离不同的细胞器。分级分离方法有差速离心法和密度梯度离心法两种。差速离心法指由低速到高速逐级沉淀分离，较大颗粒先在低速中沉淀，再用较高的转速将原先悬浮于上清液中的较小颗粒分离沉淀下来。密度梯度离心是用具有密度梯度的介质来替换离心管中的密度均一的介质，使介质分为不同的层次，密度低的在上层，密度高的在底层。细胞器分离过程中的悬浮介质常使用水溶液的蔗糖溶液，因为它比较接近细胞质的分散相，能较好地保持细胞器的结构和功能。

三、实验用品

1. 器材

低温离心机、玻璃匀浆器、Eppendorf 管（EP 管）、离心管、显微镜、牙签、镊子、吸水纸、载玻片、盖玻片。

2. 材料

小白鼠、猫脊神经节切片、马蛔虫子宫横切片。

3. 试剂

0.25 mol/L 蔗糖溶液、0.34 mol/L 蔗糖-0.5mol/L Mg(Ac)$_2$溶液、0.88 mol/L 蔗糖-0.5mol/L Mg(Ac)$_2$溶液、95%乙醇、丙酮、PBS、中性红染液、詹纳斯绿 B 染液、甲基绿-派洛宁染液。

四、实验内容

(一) 细胞器的分离

1. 细胞核的分离鉴定

(1) 组织匀浆。解剖小鼠(实验前禁食 24 h),取肝脏组织,用生理盐水洗净,称取 1 g,剪碎,用 1 mL 预冷的 0.25 mol/L 蔗糖溶液离心洗涤 3 次,之后倒入匀浆器中匀浆,过滤匀浆,移入离心管中。

(2) 低温离心。在低温离心机中离心 600 g,取上清液,置于 Eppendorf 管中,冰浴,备用。沉淀用 0.25 mol/L 蔗糖溶液离心洗涤 2 次。

(3) 纯化。将沉淀用 5 倍体积的 0.34 mol/L 蔗糖-0.5 mol/L Mg(Ac)$_2$溶液配制成混液悬,用长针头注射器在混悬液下轻轻注入 4 倍体积的 0.88 mol/L 蔗糖-0.5 mol/L Mg(Ac)$_2$溶液,使两种溶液尽量分层。以 1 500 g 离心 15 min,弃上清液,沉淀即为纯化的细胞核,用 PBS 液悬浮,4 ℃保存。

(4) 鉴定。将分离纯化的细胞核制成涂片,空气干燥后将其浸入 95%乙醇溶液中固定,晾干,滴加 1～2 滴甲基绿-派洛宁染液染色 20 min,滴加 1～2 滴丙酮分色 30 s。蒸馏水漂洗,晾干,镜检。细胞核中 DNA 呈蓝色,RNA 呈红色。

2. 线粒体的分离鉴定

将分离细胞核时收集的上清液 1 000 g 离心 15 min,收集上清液,冰浴,备用。沉淀用预冷的 0.25 mol/L 蔗糖溶液悬浮,10 000 g 离心 15 min,重复 1 次。在干净的载玻片中央滴加中性红詹纳斯绿 B 染液,用牙签挑去沉淀物后涂片,盖上盖玻片,染色 5 min,被染成亮绿色的即为线粒体。

3. 溶酶体的分离鉴定

将分离线粒体时收集的上清液 16 300 g 离心 15 min,收集上清液,向沉淀中加入 10 mL 预冷的 0.25 mol/L 蔗糖溶液制成悬浮液,16 300 g 离心 15 min,挑取沉淀悬浮物后涂片,用酸性磷酸酶显示,光镜下可见的棕色颗粒,即为溶酶体。

(二) 细胞器标本的观察

1. 高尔基体的观察

取猫脊神经节切片,在低倍镜下观察,可见到许多大小不等、被染成黄色的圆形神经节细胞。选择神经节细胞较多的部位,转换高倍镜仔细观察。在高倍镜下,可见到细胞中央有一圆形、空泡状细胞核,有的核内可见1～2个发亮的呈淡黄色的核仁。在细胞核周围的细胞质中,散布着被染成棕褐色、呈细长弯曲的线状、柱状和网状的结构即是高尔基体(图4.1)。

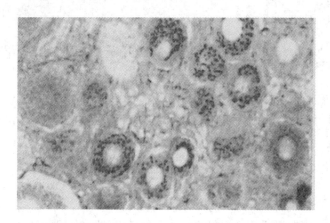

图4.1　猫神经节切片示的高尔基复合体(10×40,硝酸银染色)

2. 蛙肾脏切片线粒体的观察

取蛙肾切片,依次在低、高倍显微镜下进行观察。注意观察视野中许多圆形或椭圆形的肾小管,在肾小管细胞核的周围有许多大小不等的蓝色颗粒,即为线粒体。各细胞中的线粒体,形态、大小及数目不尽相同(图4.2)。

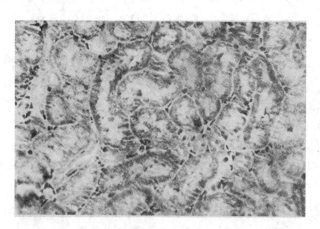

图4.2　蛙肾横切片示线粒体(10×40,铁明矾苏木精染色)

3. 中心体的观察

观察马蛔虫子宫横切片。在低倍镜下,可以看到子宫腔内有许多处在不同分裂时期的受精卵,外围有一层厚的受精膜(注意:不要误以为是受精卵的细胞膜),膜内是大的围卵腔。寻找受精卵处于有丝分裂中期的细胞,然后换高倍镜观察。可见细胞两极各有一个被染成深蓝色的圆形粒状小体(由于切片的关系,有的细胞只能在一极看到被染成蓝色的小体或两极都看不到),这就是中心体(内有一对中心粒及其周围的致密物质——中心球)。在中心体的周围,隐约可见纤细放射状的星射线。有一部分星射线参与形成细胞中的纺锤体。

五、实验作业

将观察到的结果以绘图形式记录在实验报告上。

六、思考题

细胞器分离时,为什么要将小鼠做禁食处理?

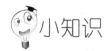小知识

离心场的离心力常用重力加速度 $g(9.8 \text{ m/s}^2)$ 的倍数来表示,而实际操作时,习惯用 r/min(离心机转子每分钟旋转的圆周数)来表示,两者的关系是:离心力 $g = 1.11 \times 10^{-5} n^2 r$, r 为离心机中轴到离心管远端的距离, n 为离心机每分钟的转速。

(汪　萍)

实验五 线粒体的制备与观察

一、实验目的

(1) 掌握差速离心法分离动、植物细胞线粒体技术；

(2) 学习活体染色技术，观察活细胞内线粒体的形态与分布。

二、实验原理

线粒体是真核细胞特有的进行能量转换的重要细胞器。

活体染色是指对生物有机体的细胞或组织进行着色但又无毒害的一种染色方法。它的目的是显示活细胞内的某些结构，而又不影响细胞的生命活动和产生任何物理、化学变化以致引起细胞的死亡。活染技术可用来研究生活状态下的细胞形态结构和生理、病理状态。线粒体的鉴定一般用詹纳斯绿 B 活染法检测。詹纳斯绿 B 是一种活体染料，能对动植物的细胞或组织在活体状态下进行染色。由于碱性染料的胶粒表面带有阳离子，酸性染料的胶粒表面带有阴离子，而被染部分本身具有阳离子或阴离子，这样，它们彼此之间发生吸引作用，染料就被堆积在线粒体膜上。线粒体的细胞色素氧化酶使该染料保持在氧化状态呈蓝绿色从而使线粒体显色，而胞质中的染料被还原成无色。

三、实验用品

1. 器材

解剖刀、剪刀、漏斗、玻璃匀浆器、研钵、尼龙织物、离心管、显微镜、冷冻高速离心机。

2. 材料

小鼠肝脏、人口腔黏膜上皮细胞。

3. 试剂

1%詹纳斯绿 B 染液、生理盐水、蔗糖缓冲液：0.25 mol/L 蔗糖＋0.01 mol/L 三羟甲基氨基甲烷(Tris)-盐酸缓冲液(pH＝7.4)。

四、实验内容

（一）小鼠肝脏线粒体的制备

1. 获取肝脏组织

实验前将小白鼠禁食 12 h，颈椎脱臼处死，迅速剖腹，取出小鼠肝，称重 1 g 放入小烧杯内用吸管吸取预冷的生理盐水洗净血液。

2. 组织匀浆

将鼠肝剪碎置于预冷的 0.25 mol/L 蔗糖缓冲液中洗涤数次至鼠肝发白，然后置于匀浆器中，加入 10 mL 预冷的 0.25 mol/L 蔗糖缓冲液匀浆至肝组织基本碎裂（分次加入匀浆液）。

3. 过滤

用双层尼龙布将匀浆液过滤到预冷的小烧杯中。

4. 差速离心法制备线粒体

用差速离心法分离制备线粒体。

5. 涂片

将差速离心得到的沉淀涂在载玻片上，制成装片。

6. 镜检

滴加 1% 詹纳斯绿 B 溶液染色，10 min 后用光学显微镜观察，线粒体呈蓝绿色，小棒状或哑铃状。

（二）人口腔黏膜上皮细胞线粒体的制备

1. 装片制作

将清洁的载玻片平放在桌面上，滴 1 滴 1% 詹纳斯绿 B 和 1 滴中性红染液于载玻片中央。

2. 线粒体的制备

漱口后，用消毒牙签的钝端在自己口腔颊黏膜处稍用力刮取口腔上皮细胞（黏液状物），均匀地涂布在载玻片上的染液中，染色约 10 min（注意：不可使染液干燥，必要时可再加滴染液），盖上玻片，四周溢出的染液用吸水纸吸干。

3. 观察

低倍镜下，选择平展的口腔上皮细胞，换高倍镜或油镜观察，可见扁平状上皮细胞的核周围胞质中分布着一些被染成蓝绿色的颗粒状或短棒状的结构，即为线粒体。

五、注意事项

(1) 匀浆时,所用的介质一定是等渗缓冲液,常用的有 0.25 mol/L 蔗糖溶液或生理盐水。

(2) 匀浆次数依照匀浆器的松紧而定,次数过少,细胞破损不完全,就会影响线粒体产量。

(3) 取 2/3 上清液用来制备线粒体,防止细胞碎片过多影响观察。

(4) 整个分离过程,最好在 30~60 min 内完成,不宜过长。

六、实验作业

(1) 绘制小鼠离体线粒体的图片。

(2) 绘制人口腔黏膜上皮细胞线粒体的图片。

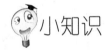 小知识　　　　相关试剂的配制

詹纳斯绿 B 染液的配制:将 3 滴詹纳斯绿 B 饱和水溶液(溶解度为 5.18%),加到 5 mL 无水乙醇中,再加 1 mL 中性红水溶液(中性红 10 mg 溶于 150 mL 蒸馏水中),并用黑纸包好于 4 ℃ 贮藏。

中性红染液的配制:在 5 mL 无水乙醇中,加 20~30 滴中性红饱和水溶液(中性红溶解度为 5.64%),即为中性红染液。

(汪　萍)

实验六 细胞中 DNA、RNA 的染色观察

一、实验目的

(1) 掌握 Feulgen 反应和 Brachet 反应的染色方法与操作步骤；
(2) 熟悉 Feulgen 反应和 Brachet 反应的基本原理；
(3) 了解细胞中 DNA 和 RNA 的分布。

二、实验原理

Feulgen 反应是一种对 DNA 特异的组织化学染色方法,其基本原理是在弱酸 (1 mol/L HCl)水解 DNA 的作用下,打断脱氧核糖与嘌呤碱基之间的糖苷键,脱去部分嘌呤碱,暴露出脱氧核糖上的游离醛基。这些醛基在原位与 Schiff 试剂(无色品红亚硫酸溶液)反应,生成含有醌基的紫红色化合物,使细胞内含有 DNA 部位的细胞核呈紫红色。

红色碱性品红在 SO_2 的作用下成为无色的 Schiff 试剂,在 Schiff 试剂与醛基反应生成紫红色化合物后,Schiff 试剂中多余的品红容易氧化成红色品红,因此必须迅速地多次用现配的 SO_2 水(亚硫酸溶液)清洗,亚硫酸可与碱性品红反应生成品红亚硫酸,从而可以将用 Schiff 试剂染色时所残留的碱性品红反应掉,以洗去多余的非特异性色素及扩散的染料,消除染色的伪差。

Feulgen 反应除可显示细胞或组织中 DNA 的部位和分布外,也可利用其显色强度与DNA含量成正比的特性,用于显微镜光度计和图像分析仪对细胞或组织中的 DNA 含量进行定量测量;也可结合流式细胞仪,测定细胞在细胞周期中 DNA 含量的变化,分析某一细胞群体的细胞周期变化特点。

Brachet 反应是利用碱性染料甲基绿和派洛宁对细胞内核酸染色的方法。两种染料的作用具有选择性,甲基绿带有两个正电荷,与聚合程度较高的 DNA 分子有较强的亲和力,可将 DNA 分子染成蓝绿色;而派洛宁分子只带有一个正电荷,易与单链的 RNA 分子结合,使其显示红色,利用这两种染料的混合液处理细胞,可以同时显示细胞内 DNA 和 RNA 的分布。

三、实验用品

1. 器材

载玻片、盖玻片、吸管、吸水滤纸、擦镜纸、香柏油、恒温水浴箱、温度计、蟾蜍血涂片(临时制片)、尖头镊子、小剪刀、普通光学显微镜。

2. 材料

洋葱根尖、洋葱头。

3. 试剂

1 mol/L HCl 溶液、Schiff 试剂、蒸馏水、亚硫酸氢钾溶液、4.5%醋酸溶液、甲基绿-派洛宁混合液、70%乙醇。

四、实验内容

(一) 洋葱细胞中 DNA 的显示

1. 洋葱根尖细胞中 DNA 的显示

(1) 剪取 0.5 cm 长的洋葱根尖,放入 10 mL 离心管中,加 1 mol/L HCl 溶液 1 mL 浸泡根尖,将离心管置于 60 ℃恒温水浴箱中水解 8 min,弃去 HCl 溶液。

(2) 加蒸馏水 1 mL 漂洗片刻。

(3) 加 Schiff 试剂 0.5 mL 染色 20 min。

(4) 用新配制的亚硫酸氢钾溶液洗 3 次,每次 2 min。

(5) 用自来水漂洗 3 次,每次 2 min,最后用蒸馏水冲一遍。

(6) 滴 1 滴 4.5%醋酸于载玻片上,将根尖置于其中,加盖玻片,轻压(呈扁平云雾状,使细胞分离为单层分布)。

(7) 在低倍镜下区分洋葱根尖的分生区与伸长区,将视野中央对准根尖的分生区细胞,再转换高倍镜,观察细胞各部分结构及染色反应。

2. 洋葱表皮细胞 DNA 和 RNA 的显示

(1) 撕取洋葱表皮一小片,置于载玻片上。

(2) 滴 1 滴甲基绿-派洛宁染液,染色 30 min。

(3) 用吸管吸一滴蒸馏水冲洗,立即用吸水纸吸干(因派洛宁易脱色)。

(4) 盖上盖玻片,镜检可见细胞质和核仁呈淡红色或红色,表示含有 RNA,而核质呈蓝色表示含有 DNA。

（二）蟾蜍血细胞中 DNA 和 RNA 的显示

1. 涂片

将蟾蜍用乙醚麻醉后，打开胸腔，剪开心脏。取心脏血做血涂片，室温晾干。

2. 固定

将晾干的涂片浸入 95% 乙醇中固定 5 min，室温晾干。

3. 染色和分化

在标本上滴 1～2 滴甲基绿-派洛宁染色液，染色 5～10 min，用蒸馏水冲洗，用吸水纸吸去玻片上多余水分（不要吸得过干）。

4. 观察

光镜下可见细胞核呈绿色，细胞质呈淡红色。

五、注意事项

（1）在酸水解时，必须掌握适当的酸浓度、水解温度和水解时间。如果酸水解不足，会造成醛基暴露不完全，反应变弱；如果酸水解过分，会导致 DNA 异常降解，同样导致反应变弱，甚至出现阴性反应。一般的水解时间应控制在 8～10 min，温度在 60 ℃。

（2）Schiff 试剂和亚硫酸氢钾溶液需新鲜配制，并用棕色试剂瓶避光保存，避免暴露于空气中氧化变色及失效。

（3）每次加溶液前先去除原来的溶液，注意使根尖保留在离心管内。

（4）制作血涂片时取血量只要 1 小滴，血滴越大，血膜越厚，血滴大造成涂片厚，血细胞堆积就无法观察单个细胞。除血滴的大小外，推片的角度和速度也是重要的影响因素，通常推片与玻片间的角度越大，血膜越厚；斜角越小，速度越快，则涂片越薄。一般以 30°～45° 角度推片，使血片前端呈单层细胞均匀分布。

（5）派洛宁易溶于水，用蒸馏水冲洗标本时要严格控制时间，防止过度脱色。

（6）自来水冲洗血涂片时，水流不能太大，在自来水呈滴水状态下，轻轻冲洗即可。

六、实验作业

将实验结果以绘图方式记录在实验报告上。

七、思考题

细胞中 DNA 和 RNA 染色的原理是什么？

（汪　萍）

实验七　细胞骨架的制备与观察

一、实验目的

(1) 了解动植物细胞骨架结构特征及其制备技术；

(2) 掌握考马斯亮蓝 R250 对动植物细胞骨架染色的方法。

二、实验原理

细胞骨架(Cytoskeleton)是指细胞质中纵横交错的纤维网格结构,按组成成分和形态结构的不同可分为微管、微丝和中间纤维。它们对细胞的形态、生长、运动、分裂、分化和物质运输等生命活动起重要作用。如在细胞分裂中微管组成纺锤丝牵引染色体分离,在细胞物质运输中,各类小泡和细胞器可沿着细胞骨架定向转运;在肌肉细胞中,细胞骨架和它的结合蛋白组成动力系统;白细胞的迁移、精子的游动、神经细胞轴突和树突的伸展等方面都与细胞骨架有关。

目前,研究细胞骨架的主要方法是应用高压电镜或免疫荧光显微技术等。细胞骨架在通常固定条件下不稳定,如低温、高压、酸处理等。当采用适当的手段,如M-缓冲液洗涤细胞,可以提高细胞骨架的稳定性,戊二醛在室温下固定能较好地保存细胞骨架的成分,而Triton X-100 处理可将细胞的膜结构和大部分蛋白质抽提掉,但细胞骨架系统的蛋白却被保存下来,细胞骨架用考马斯亮蓝 R250 染色,使得胞质中细胞骨架得以清晰显现。由于微管的结构不稳定,部分纤维太细,光镜下无法分辨,因此,我们看到的主要是微丝组成的应力纤维。

三、实验用品

1. 器材

光学显微镜、电子天平、0.2 mL 移液枪、50 mL 烧杯、玻璃滴管、容量瓶、试剂瓶、载玻片、盖玻片、镊子、消毒棉签、水浴锅。

2. 材料

洋葱鳞茎若干、人口腔上皮细胞。

3. 试剂

(1) PB(pH＝7.3):0.2 mol/L Na_2HPO_4 77 mL＋0.2 mol/L NaH_2PO_4 23 mL;

(2) 0.01 mol/L PBS(pH＝6.5):0.2 mol/L PB 50mL＋0.15 mol/L NaCl

50 mL,双蒸馏水加至 1 000 mL;

（3）M 缓冲液（pH＝7.2）各成分终浓度为:咪唑（MW:68.08）50 mmol/L、KCl（MW:74.55）50 mmol/L、MgCl₂ · 6H₂O（MW:203.30）0.5 mmol/L、EGTA（MW:380.36）1 mmol/L、EDTA-Na₂（MW:372.24）0.1 mmol/L、DTT（MW:154.3）1 mmol/L;

（4）1%的 Triton X-100:Triton X-100 1 mL＋M-缓冲液 99 mL;

（5）0.2%考马斯亮蓝 R250 染液:考马斯亮蓝 R250 0.2 g＋甲醇 46.5 mL＋冰醋酸 7 mL＋蒸馏水 46.5 mL;

（6）3%戊二醛 100 mL:25%戊二醛 12 mL＋PBS 88 mL。

四、实验步骤

（一）洋葱表皮细胞骨架考马斯亮蓝 R250 染色

1. 取材

取洋葱鳞茎内表皮 0.5～1 cm² 置于滴有 pH＝6.8 磷酸缓冲液（PBS）的载玻片上,使其充分润湿。

2. 去垢

吸去 PBS 缓冲液,用吸水纸吸净。取 2～3 滴 1% TritonX－100 处理 20～30 min,为保证去垢效果,可水浴加热至 37 ℃。

3. 冲洗

吸去 1% Triton X-100,用 M-缓冲液洗 3 次,每次 3 min。

4. 固定

吸去 M-缓冲液,用 3%戊二醛固定 30～60 min。

5. 冲洗

吸去戊二醛,用 pH＝6.8 磷酸缓冲液冲洗 3 次,每次 10 min。

6. 染色

吸去 PBS,用 0.2%考马斯亮蓝 R250 染色 20～30 min(实际用时,可根据当时的室温及湿度做相应调整)。

7. 制片

用蒸馏水冲洗 1～2 次,展平置于载玻片上,加盖玻片。

（二）人口腔上皮细胞骨架考马斯亮蓝 R250 染色

1. 涂片

用干净牙签刮取人口腔上皮细胞,置于装有 1 mL 生理盐水的 1.5 mL 离心管中,混匀后 3 000 r/min 离心 10 min,去约 0.5 mL 上清液,将剩余上清液用吸管吹打均匀,涂片,晾干。

2. 漂洗

用 M 缓冲液漂洗 3 次。

3. 处理

用 1% Triton X-100 37 ℃处理 15～20 min,M 缓冲液漂洗 3 次。

4. 固定

用 3%戊二醛固定 15～20 min,PBS 洗 3 次,滤纸吸干。

5. 染色

用 0.2%考马斯亮蓝 R250 染色 5～10 min。

6. 封片

水洗后制成临时片,或晾干后用中性树胶封片成永久片。

(三) 观察

(1) 将制备好的装片置于光学显微镜的低倍镜下,可见到规则排列的长方形洋葱表皮细胞轮廓,细胞内可见到被染成蓝色的粗细不等的分枝状结构,这便是细胞骨架。转高倍镜观察,调节细准焦螺旋可见到细胞骨架的立体结构(图 7.1)。

(2) 光镜下人口腔黏膜细胞能大概见到细胞轮廓,细胞中间纤维呈深蓝色(图 7.2)。

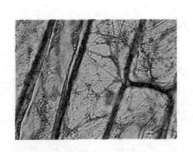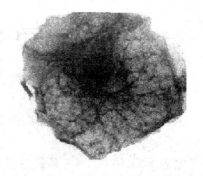

图 7.1　洋葱内表皮细胞骨架(400×)　　　　图 7.2　人口腔上皮细胞骨架(400×)

在光学显微镜下,可见在细胞核和细胞质表面分布许多排列不规则的纤维束,走向清晰,呈浅蓝色或深蓝色。在实验中,也可见到部分细胞骨架纤维并非呈纤维状,而是呈串珠状或颗粒状,这是由于在固定和 PBS 洗涤过程中,没有将溶解下来的膜蛋白等成分去除干净造成的。由于考马斯亮蓝 R250 染色是一种非特异性反应,因此本实验尚不能区别微管、微丝和中间纤维。

五、注意事项

（1）Triton X-100 抽提处理的时间很关键,如果处理时间太短,没有抽提掉细胞器膜上的蛋白,会造成背景颜色深,影响细胞骨架的观察;如果处理时间太长,会破坏骨架蛋白使骨架纤维断裂,所以处理时间应控制在 30 min 左右。

（2）每一次加液或染色后,应吸去漂洗液,并用滤纸吸干。

（3）加 3% 戊二醛溶液对细胞骨架和细胞形态的维持十分重要,固定时间应不低于 20 min。

六、实验作业

绘制洋葱表皮细胞与人口腔上皮细胞骨架图,注明放大倍数。

七、思考题

（1）光镜下观察到的细胞骨架有何形态特征?

（2）为何用 Triton X - 100 的缓冲液处理材料?

（高继光　徐思斌）

实验八　细胞中糖、脂和蛋白的显示

一、实验目的

（1）掌握细胞中多糖、脂类、酸性蛋白和碱性蛋白的检测方法；

（2）了解多糖、脂类和蛋白质在细胞内的分布。

二、实验原理

糖原是动物细胞内贮存能量的多糖类物质，在肝脏中尤为丰富，可用过碘酸雪夫反应（Periodic Acid Schiff reaction，PAS 反应）进行检测。过碘酸是一种强氧化剂，能将糖类氧化，把葡萄糖分子中 2，3 碳原子之间连接的键打开，将其上的乙二醇基变为二醛基，醛基与雪夫试剂反应生成不溶性紫红色产物，并附着在含糖类的组织上，颜色深浅与多糖含量成正比。由于单糖在固定、脱水和包埋等组织化学操作过程中被抽提掉，故在一般组织标本上所能显示的糖类主要是多糖。

人体内的脂类包括脂肪与类脂。脂肪不溶于水，易溶于浓酒精、苯、氯仿和乙醚等，因此制作脂类标本一般不用石蜡切片，而用冰冻切片或铺片法以保存脂类。苏丹染料是一种脂溶性染料，易溶于酒精但更易溶于脂肪，所以当含有脂肪的标本与苏丹染料接触时，苏丹染料即脱离酒精而溶于该含脂结构中，从而使脂肪被染色。

由于不同的蛋白质分子所带的碱性和酸性基团的数目不同，在不同的 pH 溶液中，整个蛋白质所带的净电荷多少不同。在生理条件下，整个蛋白质所带负电荷多，则为酸性蛋白质；带正电荷多，则为碱性蛋白质。据此，可将标本经三氯醋酸处理抽提掉核酸后，用带负电荷的固绿碱性染液或带正电荷的固绿酸性染液染色，使碱性蛋白或酸性蛋白显示出来。

在生物体内，细胞代谢过程会产生对机体有害的过氧化氢。存在于动植物组织中的过氧化氢酶，能使过氧化氢分解，生成水放出氧气，对机体起保护作用。过氧化氢酶系还能把许多胺类氧化为有色化合物。若用联苯胺混合液处理标本，细胞内的过氧化氢酶能把联苯胺氧化为蓝色或棕色产物（蓝色为中间产物——联苯胺蓝，其不稳定，可自然转变为棕色的联苯胺腙）。

三、实验用品

1. 器材

离心机、旋转混匀器、恒温水浴锅、显微镜、载玻片、盖玻片、酒精灯、火柴、刀片、小烧杯、剪刀、镊子、吸管、吸水纸、小瓷盘、染色缸和染色盘。

2. 材料

小鼠肝脏石蜡切片、小鼠肝脏冰冻切片、蟾蜍。

3. 试剂

Schiff 试剂、0.5%过碘酸溶液、Carnoy 固定液、苏丹Ⅲ染液、甘油明胶、95%乙醇、0.1%固绿酸性染液、0.1%固绿碱性染液、5%三氯醋酸、2% H_2O_2、亚硫酸盐溶液、Ehrlich 苏木精(苏木精 2 g＋无水酒精 100 mL＋冰醋酸 10 mL＋甘油 100 mL＋蒸馏水 100 mL＋钾明矾 2～3 g)、希氏(Ehrlich's)苏木素(苏木素 1 g＋无水酒精 50 mL＋甘油 50 mL＋硫酸铅钾 7.5 g＋蒸馏水 50 mL＋冰醋酸 5 mL)。

四、实验步骤

(一)细胞中糖的显色实验

1. 方法

(1) 将小鼠肝脏石蜡切片经二甲苯和各级酒精脱水后,在 0.5%的过碘酸溶液中作用 15 min。

(2) 取出后水洗,蒸馏水洗 3 次,总共约 10 min。

(3) 充分洗净后,浸入 Schiff 试剂中,染色 15～20 min。

(4) 然后将切片取出,浸入亚硫酸盐溶液洗 3 次,每次 2 min,把未与醛基结合的染色剂漂洗掉(也可直接用自来水洗)。

(5) 蒸馏水洗直到切片变成红色,需 1 min 左右。

(6) 浸入 Ehrlich 苏木精复染 20～30 s,使细胞核着色。

(7) 用 95%的乙醇溶液脱水两次,然后用无水乙醇脱水两次,每次 3 min。

(8) 用二甲苯透明,加盖玻片镜检或树胶封固后镜检。

2. 结果

在光镜下观察肝糖原切片,可见肝细胞略呈多角形,中央有 1～2 个染成蓝色圆形细胞核。在细胞质中可见许多紫红色的小颗粒,即为肝糖原。

（二）细胞中脂的显色实验

1. 方法

（1）将小鼠肝脏冰冻切片从低温冰箱中取出，室温放置 1 h，自然晾干，用蒸馏水洗涤 2～3 次后进行染色。

（2）浸染于希氏（Ehrlich's）苏木素中淡染 2～3 min，染细胞核。

（3）用自来水冲洗分色 2～5 min，如果染色很深，用 1%盐酸乙醇分色，再经自来水冲洗 5 min，色度合适后浸入蒸馏水。

（4）将切片浸入 70%乙醇 2～3 min，再放入苏丹Ⅲ饱和乙醇液内 30 min 或更长时间。

（5）切片用 70%乙醇浸洗 2～5 min，再用蒸馏水浸洗 2～5 min，将切片移于玻片上，将切片周围的水分小心擦掉。

（6）用甘油封固，光镜观察。

2. 结果

肝细胞中脂肪呈红色或者橘黄色，细胞核呈淡蓝色。

（三）蛙血细胞内酸性蛋白和碱性蛋白的显示

1. 方法

（1）取材和涂片。以破坏脊髓法处死蟾蜍，将其腹面向上放入蜡盘中，剪开胸腔，打开心包。小心将心脏剪一小口，取心脏血 1 滴滴在干净载玻片一端，推片，室温晾干。

（2）固定。将晾干的血涂片做好标记，于 95%乙醇中浸泡 5 min，室温晾干。

（3）三氯醋酸处理。将已晾干的血涂片浸在 60 ℃的三氯醋酸溶液中处理 30 min，清水冲洗（一定要反复冲净玻片上残留的三氯醋酸，这是染色成功的关键）。

（4）染色。取两张三氯醋酸处理过的血涂片分别放入 0.1%固绿酸性染液和 0.1%固绿碱性染液中，分别染色 5 min 和 15 min，清水冲洗，晾干，镜检。

2. 结果

显微镜下可见经固绿酸性染液染色的片子，因胞质和核仁中有酸性蛋白分布被染成绿色，细胞核未着色；经固绿碱性染液染色的片子，只有细胞核被染成绿色，这是碱性蛋白分布的部位。

（四）蛙血细胞内过氧化氢酶的显示

1. 方法

（1）如以上实验方法制作蛙血涂片，自然晾干。

（2）在片中先滴两滴联苯胺混合染料，用牙签侧面将其摊平，再在染料边缘迅速滴 1 滴 2% H_2O_2，用牙签轻轻摊平、混匀，静置 3～5 min，清水冲洗，晾干，镜检。

2. 结果

涂片中可见一些白细胞中有蓝色颗粒，蓝色颗粒处即为过氧化氢酶所在位置。

五、注意事项

（1）染糖原时，材料制备过程中尽量不要接触水。

（2）在糖显色过程中注意过碘酸的反应时间。

（3）糖类显示浸染时，容器必须盖好，否则酒精或丙酮挥发，染料沉淀。

（4）在脂类显色过程中，注意染色液的蒸发，可通过添加染色液防止干涸。

（5）脂肪染色结果不能长期保持，应尽快观察。

六、实验作业

绘制细胞中糖、过氧化氢酶、碱性蛋白和酸性蛋白的分布图。

七、思考题

糖和过氧化氢酶显示方法的实验原理各是什么？

（王爱侠　宫　磊）

第三部分　细胞分裂实验

实验九　细胞的有丝分裂

一、实验目的

（1）通过观察马蛔虫受精卵的有丝分裂标本,掌握细胞有丝分裂前、中、后、末期的染色体形态变化特点;

（2）通过观察洋葱根尖的有丝分裂标本,比较植物细胞和动物细胞有丝分裂过程的不同点。

二、实验原理

有丝分裂,又称为间接分裂,1880 年由 E. Strasburger 发现于植物,1882 年又由 W. Fleming 首次发现于动物。特点是有纺锤体、染色体出现,染色单体被平均分配到子细胞,这种分裂方式普遍见于高等动植物细胞。有丝分裂过程包括一系列复杂的核变化,染色体和纺锤体的出现,以及它们平均分配到每个子细胞的过程。

马蛔虫受精卵细胞中只有 4 条染色体,洋葱细胞染色体为 16 条,它们都具有染色体数目少的特点,所以便于观察和分析。

三、实验用品

1. 器材

显微镜。

2. 材料

玻片标本:马蛔虫子宫横切片、洋葱根尖纵切片。

四、实验步骤

1. 动物细胞有丝分裂的观察

取马蛔虫子宫横切片,置于低倍镜下观察,可见在马蛔虫子宫腔内有许多近圆形的、处于不同分裂时期的受精卵细胞。每个受精卵外均围有一层厚的受精卵膜。受精卵细胞间的空隙为围卵腔。在有些受精卵细胞外表面或受精卵膜内可见有极体附着(图9.1)。

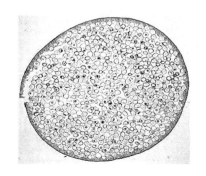 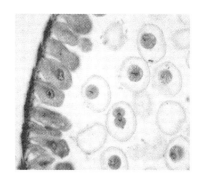

图9.1　马蛔虫子宫腔横切片

注意,在切片标本中寻找和观察处于间期和有丝分裂不同时期的细胞,转换高倍镜观察各个不同时期细胞的染色体变化。细胞有丝分裂各期的特点如下:

前期:细胞核膨大,染色质逐渐螺旋化为丝状的染色丝,其后进一步缩短变粗,形成一定形态和数目的染色体(这时的每条染色体由两条染色单体组成,但在光镜下,一般不易看清),中心粒一分为二,每对中心粒放出星射线,形成星体,两个星体移向细胞两极,核仁、核膜逐渐消失(图9.2)。

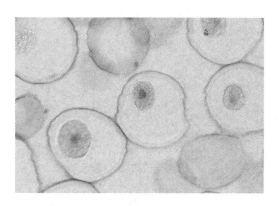

图9.2　马蛔虫受精卵的有丝分裂前期(10×40)

中期:每条染色体的两条染色单体逐渐分开(但着丝粒仍未分离)。全部染色体(2n＝4)移向细胞中央的赤道面上,形成赤道板。在赤道板的两边有许多纺锤丝连接细胞两极和染色体动粒,但不易观察到,此时染色体形态最典型。极面观的中期细胞染色体排在赤道面上,呈花瓣状(图9.3)。

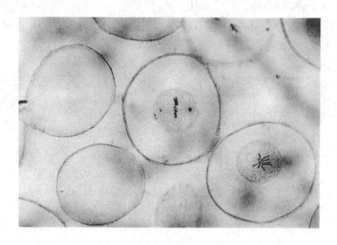

图9.3　马蛔虫受精卵的有丝分裂中期(10×40)

后期:着丝粒纵裂为二。这时每条染色体的两条染色单体已完全分开,由纺锤丝牵引,分别向细胞两极移动,形成了数目相等的两组染色体(图9.4)。

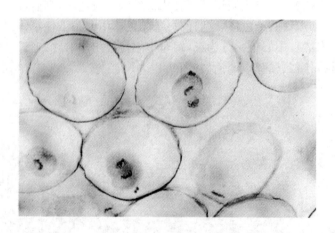

图9.4　马蛔虫受精卵的有丝分裂后期(10×40)

末期:染色体移至细胞两极并解旋为染色质,星体消失,核仁、核膜重新出现,细胞中部的细胞膜内凹,最后横溢,形成两个子细胞(图9.5)。

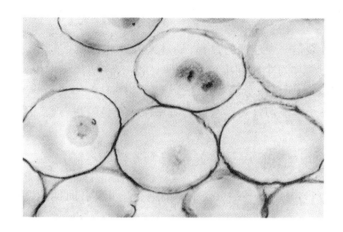

图 9.5　马蛔虫受精卵的有丝分裂末期(10×40)

2. 洋葱根尖有丝分裂观察

将洋葱根尖切片标本先在低倍镜下观察,寻找生长区,这部分的细胞分裂旺盛,大多处于分裂状态,细胞形状呈方形(图 9.6)。换高倍镜仔细观察不同分裂时期的细胞形态特征。与动物细胞有丝分裂特征比较,找出植物细胞有丝分裂的特点和两者的区别。

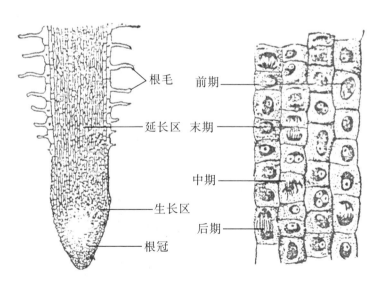

图 9.6　洋葱根尖细胞有丝分裂模式图

五、注意事项

(1) 有丝分裂是一个连续的过程,只是人为地分为 4 个时期,图 9.2～图 9.5 中只代表分裂过程中每个时期染色体的典型形态,在切片标本中有大量的染色体的过渡形态,观察时需仔细分清。

(2) 马蛔虫子宫横切片和洋葱根尖切片标本染色较浅,观察时光线不宜太强,以免影响观察效果。

六、实验作业

撰写实验报告,并绘制马蛔虫受精卵细胞有丝分裂各时期的模式图。

七、思考题

(1) 细胞有丝分裂各期的形态特征是什么?
(2) 比较植物细胞和动物细胞有丝分裂过程的不同点。

(朱晓蕾)

实验十　细胞的减数分裂

一、实验目的

（1）通过观察细胞减数分裂过程,观察染色体的动态变化,掌握减数分裂过程的分期和各期的主要形态特征;

（2）学习制备减数分裂玻片标本的技术和方法。

二、实验原理

减数分裂（Meiosis）是指高等生物个体在形成生殖细胞过程中发生的一种特殊的分裂方式。在减数分裂时,DNA只复制1次,细胞连续分裂2次,结果形成生殖细胞含单倍数的染色体（n）,其数目是体细胞的一半,故称为减数分裂。

在减数分裂过程中,同源染色体发生配对和分离,非同源染色体重新组合,同时还会发生部分同源染色体间的交换,使生殖细胞的遗传基础呈现多样化,既保证了后代染色体数目的稳定,又使遗传基础发生许多新的变异。减数分裂是生物遗传与变异的细胞学基础。

三、实验用品

1. 器材

显微镜、载玻片5张（重复使用）、盖玻片、吸水纸、镊子。

2. 材料

紫露草花粉母细胞压片、小鼠睾丸细胞悬液。

3. 试剂

中性红染液。

四、实验步骤

（一）植物细胞减数分裂的观察:紫露草花粉母细胞的减数分裂

取紫露草花粉母细胞压片,在低倍镜下寻找减数分裂的花粉母细胞,转换高倍镜,对比照片,观察第一次减数分裂和第二次减数分裂各期以及前期Ⅰ各个分期的细胞。

1. 第一次减数分裂

每个初级花粉母细胞经过第一次减数分裂形成 2 个次级花粉母细胞。减数分裂过程与有丝分裂相似,也可分为前、中、后、末期,不同的是前期 I 染色体发生了一系列的特殊变化,即同源染色体的联会、交换以及同源染色体的分离。

(1)前期 I:即第一次减数分裂前期。在减数分裂中,以前期 I 最具有特征性,核的变化复杂,依染色体变化,又可分为下列各期:

① 细线期:减数分裂开始。本期细胞是一些细胞核较大而染色较浅的细胞,核内出现细长的染色丝,绕成一团。在细丝的局部可见到念球状的染色粒,核仁明显(图 10.1)。

② 偶线期:本期细胞核更大,同源染色体配对(联会)。起初每对同源染色体在核的同一侧开始配对,另一侧仍散开未配对,这时图像看似花朵(图 10.2)。配对的结果是染色体由 n 对变成 n 个二价体。这时染色体细长,看不清其数目。

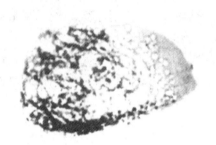 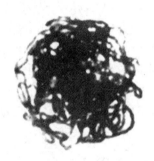

图10.1　紫露草花粉母细胞的减数
　　　　分裂细线期(10×100)　　　　图 10.2　紫露草花粉母细胞的减数
　　　　　　　　　　　　　　　　　　　　　　分裂偶线期(10×100)

③ 粗线期:染色体缩短变粗。每个二价体含有 4 条染色单体,称为四分体(图 10.3)。每条染色体的两条染色单体互称为姐妹染色单体。同源染色体的染色单体间互称为非姐妹染色单体。非姐妹染色单体间的交换是在这时期完成的,但在形态上难以见到。

④ 双线期:本期染色体浓缩变得更短更粗,同源染色体开始分离,但没有完全分开。由于非姐妹染色单体发生局部交换,可看到交叉现象,且交叉逐渐端化(向端部移动)(图 10.4)。

⑤ 终变期:染色体极粗短,并向核的四周移动。交叉端化明显,形成"O""V""8"等构象。此时染色体最清楚,便于计数。核膜、核仁消失(图 10.5)。

(2)中期 I:四分体向细胞中部集中,排列于赤道面上。从赤道面观可见到四分体排成一列($2n=12$);从极面观可见到四分体排在一个平面上(图 10.6)。

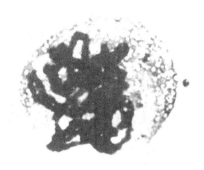

图 10.3 紫露草花粉母细胞的减数
分裂粗线期(10×100)

图 10.4 紫露草花粉母细胞的减数
分裂双线期(10×100)

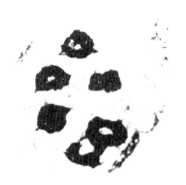
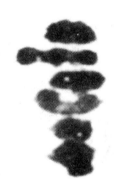

图 10.5 紫露草花粉母细胞的减
数分裂终变期(10×100)

图 10.6 紫露草花粉母细胞的减数分裂
中期Ⅰ(10×100)

(3)后期Ⅰ:细胞变长,同源染色体受两极纺锤丝的作用,各自分离,即1个四分体分裂成2个二分体(图10.7)。二分体随机地分为两组,各移向细胞两极,染色体数目减半。

(4)末期Ⅰ:到达两极的染色体解旋,延长核膜重建,中央出现细胞板,形成两个次级花粉母细胞(图10.8)。

2. 第二次减数分裂

次级花粉母细胞形成后,经过短暂的间期,染色体不复制,就进入第二次减数分裂。第二次减数分裂仍分为前、中、后、末4期。次级花粉母细胞较小,且两两相靠近。

(1)前期Ⅱ:每个二分体螺旋、折叠变缩短,但着丝粒仍连在一起,核膜消失(这一时期短暂,不易看到,可不必观察)(图10.9)。

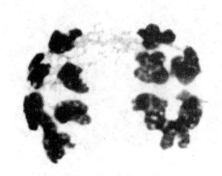
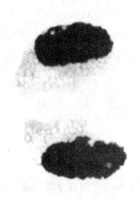

图 10.7　紫露草花粉母细胞的减数　　　　图 10.8　紫露草花粉母细胞的减数
　　　　分裂后期Ⅰ(10×100)　　　　　　　　　　分裂末期Ⅰ(10×100)

(2) 中期Ⅱ:本期细胞胞质均匀,染色体(二分体)排列在赤道面上,赤道面观可见二分体排成一列在细胞中央,极面观可见二分体像花朵似地排在细胞中央(图10.10)。

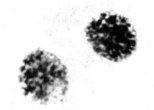

图10.9　紫露草花粉母细胞的减数　　　　图 10.10　紫露草花粉母细胞的减数
　　　　分裂前期Ⅱ(10×100)　　　　　　　　　　分裂中期Ⅱ(10×100)

(3) 后期Ⅱ:每个二分体着丝粒分开,形成两个单分体(图 10.11)。每一单分体各具有一着丝粒,故可称为染色体,分别移向细胞两极。

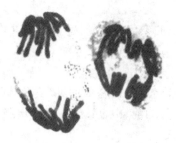

图 10.11　紫露草花粉母细胞的减数分裂
　　　　后期Ⅱ(10×100)

（4）末期Ⅱ：每个细胞拉长，中央形成细胞板。一个次级花粉母细胞形成两个小孢子（图10.12），即一个花粉母细胞经两次分裂形成4个小孢子——四分孢子（图10.13）。

 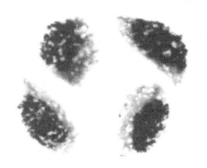

图 10.12　紫露草花粉母细胞的减数　　　　图 10.13　紫露草花粉母细胞的减数
　　　　　　分裂末期Ⅱ（10×100）　　　　　　　　　　分裂四分孢子（10×100）

（二）临时制片：小鼠睾丸细胞压片示减数分裂

小鼠睾丸中含有多条圆柱形的曲精细管，由于生殖细胞发育阶段的差别，每条曲精细管可分成若干区，可见到从游离的顶端起始依次为精原细胞、精母细胞、精细胞及精子等各发育阶段的区域。取小鼠睾丸，剪碎，用10% NaCl制成细胞悬液，置培养皿中，用镊子夹取曲精细管1～2根分散于载玻片上，压碎，滴1滴中性红染液，染色8 min，加盖玻片，用吸水纸吸干周围渗出的染液，用力压盖玻片，使细胞分散、压平，镜检，在低倍镜下寻找适当视野，换高倍镜仔细观察和区分处于减数分裂各个时期染色体的形态特征。在精母细胞两次分裂过程中，各种细胞器、线粒体、高尔基体等也大致平均地分到4个精细胞中，精细胞经一系列的分化成熟为精子。镜下精子头部呈梭形，由细胞核及顶体共同组成，尾部细长呈线状。

五、注意事项

（1）减数分裂是一个连续的过程，我们只是人为地把它规定成了几个特定的时期。在显微镜下观察染色体的各种状态，往往不是每个时期的典型的特征，很可能是在中间的某个过渡阶段。此外，在观察染色体时，会因为角度不同而显现出不同的状况，但是它们都是同一个时期的。

（2）当制作小鼠睾丸细胞压片时，用吸水纸吸去多余的染色液后，用拇指轻轻下压，但不要使盖玻片移动，这样可以使细胞内的染色体在一个平面上。之后再用铅笔的胶皮头轻轻敲打几次盖玻片，目的是为了使染色体分散均匀。

六、实验作业

撰写实验报告,并绘制初级精母细胞($2n=4$)减数分裂的中期Ⅰ、后期Ⅰ、中期Ⅱ和后期Ⅱ的模式图。

七、思考题

(1) 比较减数分裂与有丝分裂的异同点。

(2) 试述减数分裂的生物学意义。

(3) 在减数分裂过程中,染色体数目减半发生在两次连续分裂的哪一次? 其细胞学基础是什么?

（朱晓蕾　杜少陵）

第四部分　细胞分子实验

实验十一　鼠肾基因组 DNA 的制备

一、实验目的

了解从动物细胞中提取高分子量基因组 DNA 的基本方法。

二、实验原理

DNA 在生物体内是以与蛋白质形成复合物的形式存在的。动物和植物组织的脱氧核糖核蛋白可溶于水或浓盐溶液,而核糖核蛋白则溶于低盐溶液,利用这一性质可将脱氧核糖核蛋白与核糖核蛋白以及其他杂质分开,分离得到脱氧核糖核蛋白后,再进一步将蛋白质等杂质除去。

去蛋白的方法很多,我们用含异戊醇的氯仿震荡核蛋白溶液,使其乳化,然后离心除去变性蛋白质,此时蛋白质停留在水相及氯仿层中间,而 DNA 溶于上层水相,用两倍体积的95%冰乙醇可将 DNA 沉淀析出。

三、实验用品

1. 器材

低速离心机、高速离心机、微量加样器、解剖盘、剪刀、镊子、毛细吸管、培养皿、玻璃匀浆器、10 mL 刻度离心管、试管架、EP 管、吸头、离心管架。

2. 材料

小鼠。

3. 试剂

生理盐水、10% NaCl 溶液、异戊醇、氯仿、95%乙醇。

四、实验步骤

1. DNP 的提取

(1) 颈椎脱臼法处死小鼠,从后腹部中线剪开皮肤、肌肉(较薄),暴露腹腔,向两侧分离,取肾组织,去除包膜,置于培养皿内,用生理盐水清洗。

(2) 将肾组织剪碎,加生理盐水 3 mL,继续剪碎,打匀,转移到匀浆器内匀浆。

(3) 将匀浆液转移入 10 mL 离心管内,加生理盐水至 5 mL,打匀,3 000 r/min 离心 10 min,弃上清液,向沉淀中加入 2 mL 10% NaCl,打匀至完全溶解,静置 15 min。

2. DNA 的提取

取 DNP 匀浆 500 μL 置于 1.5 mL 离心管内,加抽提液($V_{氯仿}$:$V_{异戊醇}$＝9:1) 500 μL,颠倒混匀 5 min,6 000 r/min 离心 10 min,使其分层,上层为含有 DNA 和 DNP 的水相,下层为抽提液的有机溶剂层,变性蛋白凝胶介于两层之间(图 11.1)。取上清液,转移到另一离心管中,加抽提液 500 μL,重复混匀、离心一次,取上清液,加 95% 的冰乙醇 800 μL,静置 5 min,可见絮状物(DNA)析出。

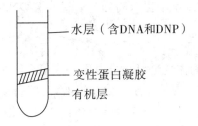

水层(含DNA和DNP)

变性蛋白凝胶

有机层

图 11.1　脱蛋白过程中离心后的分层情况

五、注意事项

(1) 用玻璃匀浆器进行组织研磨时,应充分研磨并注意防止液体溅出。

(2) 吸取上清液时应小心谨慎,勿将蛋白层吸出。

六、实验作业

撰写实验报告。

七、思考题

(1) 哪些试剂可作为蛋白质的变性剂? 列举两个例子。

(2) 影响 DNA 纯度高低的主要因素有哪些?

(宫　磊)

实验十二　DNA琼脂糖凝胶电泳

一、实验目的

掌握DNA琼脂糖凝胶电泳的原理和检测方法。

二、实验原理

凝胶电泳是对核酸、蛋白质等生物大分子进行分离、鉴定和纯化的重要技术，其中琼脂糖凝胶电泳被广泛应用于核酸，特别是在DNA的研究中。DNA分子在高于其等电点的pH溶液中带负电荷，通过凝胶介质在电场中向正极移动。DNA片段在凝胶中的泳动速率在一定范围内是相对分子质量的函数，相对分子质量越大，泳动速率越慢。不同大小的DNA片段在恒定强度和方向的电场中，经琼脂糖凝胶电泳后会呈现迁移位置的差异，故可实现混合DNA片段的分离和鉴定。

三、实验用品

1. 器材

电泳仪、水平电泳槽、紫外分析仪、微波炉、托盘天平、微量加样器、枪头、EP管、离心管架、烧杯、三角烧瓶、量筒、温度计、保鲜膜、称量纸。

2. 试剂

琼脂糖、1×TAE、甲酰胺上样缓冲液、100 bp Ladder DNA Marker、溴化乙锭（Ethidium Bromide，EB）贮存液（10 mg/mL）。

四、实验步骤

1. 1%琼脂糖胶液的制备

称取1 g琼脂糖，置于三角烧瓶内，加入100 mL 1×TAE，加棉塞，置于微波炉中加热2～3 min，直至琼脂糖全部溶解。取出，轻摇匀，即得到1%琼脂糖凝胶液。

2. 凝胶板的制备

待琼脂糖胶液冷却至55～60 ℃，加入5 μL溴化乙锭贮存液（10 mg/mL），使溴化乙锭最终浓度为0.5 μg/mL，轻摇匀，均匀缓慢倒入制胶板中，避免产生气泡，插梳。室温下静置1 h左右，待胶完全凝固后，垂直拔出点样梳，待用。

3. 加样

将琼脂糖胶板放入电泳槽中,加入 1×TAE 电泳缓冲液至胶面上约 1 mm。取 10 μL DNA 样品液与预先点样于保鲜膜上的 2 μL 甲酰胺上样缓冲液混匀,用微量加样器将混合后的样品小心地注入样品孔内。

4. 电泳

接通电源线,打开电泳仪开关,调节电压为 100 V,电泳时间 15～30 min。电泳结束,关闭电源,戴上手套,取出凝胶置于紫外分析仪上,可见到橙红色荧光条带,观察并记录实验结果,拍照。

五、注意事项

(1) 仔细认真地观察实验结果,以防较弱条带的漏检。

(2) 实验过程中应注意防护,严格避免 EB 的污染和紫外线的辐射。

(3) 可根据 DNA 片段的大小选择琼脂糖凝胶的浓度,一般 800 bp 以上的片段用 0.8% 的胶,800 bp 以下的片段用 1.0%～2.0% 的胶。

六、实验作业

撰写实验报告。

七、思考题

核酸片段在电场中的泳动速率和哪些因素有关?

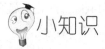 小知识　　　相关试剂的配制

(1) 10 mol/L NaOH 的配置:称取 NaOH 100 g,溶于 250 mL H_2O 中。

(2) 0.5 mol/L EDTA(pH=8.0) 的配制:称取 18.6 g 乙二胺四乙酸二钠盐 (Na_2EDTA·$2H_2O$),溶于 80 mL H_2O 中,搅拌均匀,用 10 mol/L NaOH 调至 pH=8.0,高压灭菌。

(3) 50×TAE 的配制:取 Tris 242 g,冰醋酸 57.1 mL、0.5 mol/L EDTA(pH=8.0)100 mL,依次加入 H_2O 中,充分溶解,定容至 1 000 mL。使用时稀释成 1×TAE 工作液(电泳缓冲液)。

(4) EB(10 mg/mL) 贮存液的配制:称取 EB 100 mg,溶于 10 mL H_2O 中,用锡箔包裹瓶,4 ℃保存。

　(5) 甲酰胺上样缓冲液的配制:取 0.5 mol/L EDTA(pH＝8.0)0.2 mL、0.1%溴酚蓝 10 mL、0.1%二甲苯青 10 mL、去离子甲酰胺 10 mL,充分混匀溶解。

(宫　磊)

第五部分　细胞培养实验

实验十三　胎鼠成纤维细胞的原代培养

一、实验目的

（1）了解细胞原代培养的基本原理和方法；

（2）掌握哺乳动物细胞原代培养的取材、消化及无菌操作等基本实验技术和操作流程；

（3）学习在倒置显微镜下观察培养细胞形态和生长状况的方法。

二、实验原理

细胞培养已经成为生命科学和医学研究最常用的基础技术之一，它是将细胞从机体中取出，在模拟机体内生理条件下，使其生存、生长、繁殖和传代的技术。通过细胞培养，可以对细胞生命过程、细胞癌变、细胞工程等问题进行研究。细胞培养的直接目的是维持或扩增细胞数量。依据取材的不同，细胞培养分为原代培养和传代培养。

原代培养（Primary Culture）是从供体取得组织或细胞后在体外进行首次培养直至成功进行首次传代之前的培养。由于细胞刚刚从活体组织分离出来，故更接近于生物体内的生活状态。这一方法可为研究生物体内细胞的生长、代谢和繁殖提供有力的手段。利用此方法可直接服务于临床实践。例如，用从手术中切除的肿瘤细胞进行原代培养，然后利用该细胞进行抗癌药物的筛选等。

小鼠胚胎成纤维细胞在基础医学和临床医学研究中得到较广泛的应用，其分离培养技术已相对成熟，对其体外生长规律也有了较全面的认识。目前，主要用于饲养层细胞，应用于胚胎干细胞或克隆细胞的共培养，主要起到促进后者增殖并抑制其自主分化的功能。本实验主要采用组织消化法分离并培养小鼠胚胎成纤维细胞。该方法主要是将较小体积的动物组织中妨碍细胞生长的间质加以分解、消化，使组织中结合紧密的细胞连接松散、相互分离，细胞失去与间质的连接，活细胞从组织中释放出来形成含单细胞或细胞团的悬液，分散的细胞易与外界进行新陈代谢互动，在短时间内即可贴壁生长成片。

三、实验用品

1. 器材

倒置显微镜、超净台、CO_2 培养箱、尖头镊子、移液枪、眼科剪、最大转速为 5 000 r/min 的离心机、酒精灯、96 孔培养板、大中小培养皿、0.5 mL 离心管、1.5 mL 离心管、15 mL 离心管。

2. 材料

小鼠或孕鼠。

3. 试剂

10% FCS-DMEM 培养基、0.25% 胰酶、生理盐水或 PBS 液。

四、实验步骤

(1) 准备怀孕 15.5～18.5 天的小白鼠。可直接购买孕鼠或者自行交配动物取得孕鼠(性成熟小白鼠按雌雄 2∶1 合笼，第二天早上观察乳白色或蛋黄色冻胶状阴道栓，见栓当天上午定为怀孕 0.5 天)。

(2) 将准备好的母鼠采用颈椎脱臼法处死，利用 75% 酒精消毒，取出包裹胎鼠的子宫放入大号无菌培养皿中，转至超净工作台内，用无菌生理盐水冲洗并分离出胎鼠。

(3) 取一只胎鼠放入无菌培养皿中，用尖头镊子将其处死，弃掉头部和内脏，迅速从胎鼠腹部开始剥离背部表层皮肤，将剥离的背部皮肤放入盛有生理盐水的培养皿中冲洗数次，洗掉表面的血细胞及其他杂质成分。

(4) 将洗好的背部皮肤取适量放入无菌的 1.5 mL 离心管中，用眼科剪将其剪碎，加入 500～1 000 μL 含 0.25% 胰蛋白酶的无血清 DMEM 培养液，放入 37 ℃、5% CO_2 浓度的培养箱中消化 5～10 min，中间反转几次以消化彻底。

(5) 将消化好的细胞悬液加入少量含小牛血清的 DMEM 培养液，1 500 r/min 离心 5 min，弃上清液，加入 500～800 μL DMEM 培养液，利用移液枪充分混匀，然后将细胞悬液 1 500 r/min 离心 5～10 min，反复离心 2～3 次。

(6) 将洗好的细胞悬液吸出少量观察细胞密度，按照一定密度大小(密度不要过大，一般在 10^5～10^6/mL)接种到 96 孔培养板中，做好标记，移至 CO_2 培养箱中培养。

(7) 培养 3～5 h 后利用倒置显微镜观察记录细胞贴壁状况，贴满后则要进行传代培养。

(8) 使用消化法获得的细胞大多是单细胞,可以直接贴壁生长。但贴壁前后细胞的形态有所不同,贴壁前细胞呈透明的圆球状,有立体感,区别于两面凹陷的血细胞,贴壁后呈扁平的多边形或梭状,如图 13.1 所示。

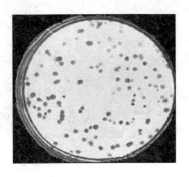
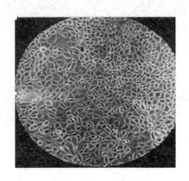

(a) 贴壁前　　　　　　　　　　　　　　(b) 贴壁后

图 13.1　贴壁前与贴壁后细胞形态对比图

五、注意事项

(1) 原代培养的整个过程要始终注意无菌操作。

(2) 分离胎鼠背部皮肤时去掉所有黏附在上面的肌肉组织,以免影响成纤维细胞的纯度。

(3) 因为离心过程既是分离成纤维细胞的过程也是除菌的过程,所以每离心一次应预留少许观察细菌数目,从而确定离心的次数。

(4) 在细胞传代培养过程中,吸取培养液时将培养板一侧轻微抬起,使培养液能被充分出去,终止消化混匀细胞时从上往下吹打混匀细胞。

(5) 在消化细胞时,不能等到所有细胞都被消化脱离底壁后再终止消化,否则部分细胞会被过度消化而影响传代细胞的贴壁效果。

六、思考题

(1) 细胞培养过程中胰酶作用的原理是什么? 细胞形态的变化是怎样的?

(2) 如何区分血红细胞和成纤维细胞?

(3) 实验过程中多次离心的目的是什么?

(4) 如何提高原代细胞培养的成功率?

(5) 为克服微生物污染应采取哪些措施?

(高继光　徐思斌)

实验十四　培养细胞的冻存与复苏

一、实验目的

(1) 了解培养细胞冻存的原理；
(2) 掌握培养细胞冻存与复苏的方法。

二、实验原理

细胞冻存是保存细胞的主要方法之一，防止正在培养的细胞被污染或者由于其他意外事件而使细胞丢失的危险，起保种的作用，主要原理是低温条件可降低细胞的生命活动、代谢速度和对营养的需求。在低温条件下，细胞内生命分子的热运动和化学反应受到了极大限制，细胞处于代谢最低甚至停滞状态，因此我们通常将细胞置于液氮中低温保存，可以使细胞暂时脱离生长状态而将其细胞特性保存起来，在需要的时候再复苏细胞用于实验。

细胞冻存时最难处理的技术环节是细胞通过 0 ℃时细胞内外的水分结冰形成冰晶，造成细胞内部膜结构的破坏，使其很难成活。为了防止这一现象的发生，应在冻存液中加入保护剂（5%～15%的二甲基亚砜（Dimethyl Sulfoxide，DMSO））的再进行细胞的冻存，保护剂可使冰点降低。在缓慢的冻结条件下，使细胞内的水分在冻结前透出细胞外，并降低电解质浓度，使低温电解质浓度增加所造成的损害减少到细胞能够耐受的程度。

为了保证细胞最大的存活率，一般采用慢冻快融的方法。缓慢降温可使细胞外液先冻结出现冰晶，细胞发生脱水，细胞内不出现冰晶。在细胞从 0 ℃降到 -2 ℃这一阶段，冷冻的速度在 -1～-2 ℃/min 为宜。当温度降至 -25 ℃时降温速度可增至 -5～-10 ℃/min，降至 -100 ℃可迅速浸入液氮中。细胞的化学和物理活性在 -130 ℃以下最小，所以要长期保存培养的细胞。目前，最广泛应用的冷冻剂是液氮。液氮的沸点是 -196 ℃，分子量小，溶解度大，易穿透细胞，对细胞的 pH 值没有影响，汽化时不残留沉淀。

冻存的细胞在复苏时必须尽快融化，采用突然苏醒的方式，直接将 -196 ℃下装有细胞的冻存管投入 37～40 ℃热水中迅速融化，使之迅速通过细胞最易受损伤的 -5～0 ℃，以防止冰晶的损伤，快速地恢复到正常温度，恢复生长和代谢机能。

三、实验用品

1. 器材

液氮罐、-70 ℃冰箱、冻存管、超净工作台、吸管、移液器、离心管、离心机、水浴锅、酒精灯。

2. 材料

HeLa 细胞或其他贴壁细胞。

3. 试剂

DMSO、消化液(0.25%胰蛋白酶- 0.02% EDTA)、含有 5%小牛血清的 1640培养液。

四、实验步骤

1. 冻存

(1) 用紫外消毒超净台,观察细胞,预热培养基;配制冻存液:10% DMSO＋20%小牛血清＋70%培养基。

(2) 将培养细胞的培养液弃掉,加入 0.25%胰酶- EDTA 消化液 1 mL 消化数秒钟(根据消化效果定时间长短),然后用吸管吹打,使贴壁生长的细胞与瓶壁分离,加入适量培养液,以使消化液失活,将含细胞的液体用吸管移入离心管内(悬浮生长的细胞直接用吸管转入离心管)。

(3) 1 500 r/min 离心 10 min,弃去上清液后,用手指轻轻地敲打离心管底部,使沉淀细胞均匀地分散开,依据培养细胞量的多少加入适量冻存液,吹打混匀制成细胞悬液,分装到冻存管内,每管 1 mL。旋紧盖子后,用记号笔标记好。

(4) 将冻存管先放入 4 ℃下存放 30 min,转放入-20 ℃中 1.5～2 h,再转入-70 ℃,4～12 h 后即可转移到液氮内(-196 ℃),注意进行登记。

2. 复苏

(1) 打开水浴锅,将温度调至 37 ℃,从液氮中取出冻存管立即投入温水中迅速融化,期间迅速晃动,直至冻存液完全融化。

(2) 取出冻存管,擦去表面附着的水,用 75%酒精擦拭后放入超净台内,将冻存液转移至 15 mL 离心管内,缓慢加入 4 mL 培养液,1 000 r/min 离心 5 min。

(3) 用培养液悬浮沉淀细胞,调整细胞浓度,放入培养板或者培养瓶中置于 CO_2 培养箱中 37 ℃培养。

(4) 记录好复苏日期,次日将培养瓶放于倒置显微镜下进行观察,如未发生污染,可见细胞贴壁生长。如果死细胞较多,复苏次日应换液,待细胞长满后可进行传代。

3. 结果

复苏后的细胞应该保持其冻存前的活力,活细胞数达90%以上。图14.1为复苏后的细胞形态,图14.2为贴壁后的细胞形态。

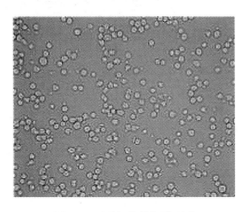

图 14.1　刚复苏的细胞形态

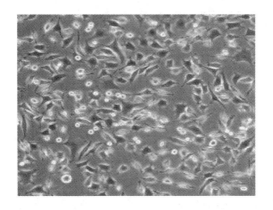

图 14.2　贴壁后的细胞形态

五、思考题

（1）应如何理解"缓慢冻存,快速复苏"这句话?

（2）贴壁细胞和悬浮细胞在冻存复苏过程有什么区别?

（3）复苏细胞时,如何判断细胞状态的优劣?

（4）冻存液在细胞冻存过程中所起的作用是什么?

（高继光　徐思斌）

第六部分　细胞融合与凋亡实验

实验十五　细胞融合

一、实验目的

（1）了解细胞融合（PEG）技术的基本方法及原理；

（2）掌握 PEG 诱导细胞融合的方法及细胞融合率的计算。

二、实验原理

细胞融合是 20 世纪 60 年代出现的一种细胞学技术。两个或两个以上的细胞合并成为一个双核或多核细胞的现象称为细胞融合，也称细胞杂交。细胞融合与两个性细胞的结合（受精）不同，性细胞是单倍体，结合形成二倍体细胞；而体细胞融合可形成四倍体或多倍体细胞，由此形成的杂交细胞，其特性会发生很大变化。

一般两个细胞接触并不发生融合现象，因为各自存在完整的细胞膜，但在特殊融合因子的诱导下，细胞膜发生一定的变化，就可使两个或多个细胞发生融合，形成杂种细胞。目前，诱导细胞融合的主要方法有：病毒诱导融合、化学融合剂诱导融合和电融合。常用的诱导融合因子为仙台病毒（HVJ）和聚乙二醇（PEG）。化学融合因子能引起细胞膜中磷脂的酰键及极性基团在结构上发生重排。PEG 是乙二醇的多聚化合物，存在一系列不同分子质量的多聚体，具有强烈的吸水性以及凝聚和沉淀蛋白质的作用，使两细胞接触点处脂类分子发生疏散和重组，能有效地促进脂质体和动物细胞的融合。在不同种类的动物细胞混合液中加入聚乙二醇就会发生细胞凝集作用。化学药品作为促融剂的优点是易得、用法简单，还可深入探讨细胞融合的分子机制，但是有一定毒性，对有些细胞（卵细胞）不适用。浓度在 40%～60%，分子量为 1 000 左右的 PEG 均能使细胞融合。

三、实验用品

1. 器材

水浴箱、离心机、刻度离心管、载玻璃片、盖玻片显微镜。

2. 材料

鸡血红细胞。

3. 试剂

肝素、Alsver 液、50% PEG、0.85%生理盐水、GKN 液。

四、实验步骤

(1) 配制溶液:Alsver 液(pH=7.4)、0.85%生理盐水、GKN 液(8 g NaCl+0.4 g KCl+1.77 g $NaH_2PO_4 \cdot 2H_2O$+0.69 g $Na_2HPO_4 \cdot 12H_2O$+2 g 葡萄糖+0.01 g 酚红+加水至 1 000 mL)、50% PEG(MW:4 000,实验前临时配制,水浴加热溶化后加入预热至 50 ℃的等体积的 GKN 溶液,混匀)、0.03%詹纳斯绿 B。

(2) 用注射器从家鸡的翼根或心脏采血,注入试管后,迅速加入肝素(100 U/5 mL全血)混合,制成抗凝全血。然后加入 Alsever 液配成 1:3 的细胞悬液,置于 4 ℃冰箱中备用。

(3) 取第(2)步制作的细胞悬液 1 mL,加入 4 mL 0.85%生理盐水,进行以下 2 次离心处理:

① 1 000 r/min 离心 5 min,丢弃上清液加入 5 mL 0.85%生理盐水。

② 1 000 r/min 离心 5 min,丢弃上清液。

(4) 将第(3)步最后一次取得的沉降血球,加入适量(5~8 mL)GKN 液,轻轻吹散,混匀(每毫升约含 15 000 万个细胞)。

(5) 取第(4)步中的悬液 1 mL 到 1 个试管中,加入 0.5 mL 预热的 50% PEG,混匀,置于30 ℃水浴中温浴 3~5 min;取未融合和融合的血细胞悬液各 1 滴分别滴于载玻片上的两侧,加入 0.03%詹纳斯绿 B 染液染 3 min 后,盖上盖玻片观察。

(6) 利用光学显微镜,以未融合细胞为对照,观察 2 个靠近细胞形成融合的情况,在高倍镜下可以看到有两个或两个以上的鸡红细胞膜融合在一起,形成一个同核体细胞。要注意辨别融合细胞与重叠的鸡红细胞,并根据观察记数的结果计算细胞融合率。

$$融合率=\frac{视野内发生融合细胞核总数}{视野内所有细胞核总数}\times100\%$$

五、实验作业

(1) 绘制在显微镜下所观察到的细胞融合过程示意图。

（2）简要用文字注明细胞融合各阶段的主要特点。

六、思考题

如何解决加入 PEG 后细胞可能会快速凝聚成团的问题？

（黄顺国　杜少陵）

实验十六　细胞的凋亡

一、实验目的

(1) 掌握细胞凋亡的概念、特征及其与细胞坏死的区别；

(2) 学会细胞凋亡的常规检测方法，加深对凋亡细胞特征及本质的认识；

(3) 熟悉细胞凋亡的诱导及其他一些细胞凋亡的检测方法及原理。

二、实验原理

细胞凋亡常被称为细胞编程性死亡，是指细胞在一定的生理或病理条件下，遵循自身的程序，自主结束其生命的过程。凋亡起始为细胞皱缩，染色质高度凝集，沿核膜边缘呈新月形、帽状等形态；随后染色质断裂，被内陷的细胞膜包围，形成凋亡小体；最终凋亡小体被周围细胞吞噬。细胞凋亡与细胞坏死主要区别在于：细胞凋亡过程中细胞膜与溶酶体膜保持良好，细胞内溶物没有释放到细胞外，不会导致炎症反应；细胞坏死时，细胞膜和溶酶体膜破裂，细胞内溶物会逸散到细胞外，导致炎症反应。

目前，检测细胞凋亡的方法很多，Hoechst33342/PI(碘化乙锭)、AO(吖啶橙)/EB 双染法是形态学检测细胞凋亡常用的方法。其中 AO/EB 双染法主要利用 AO 为荧光染料，可以通过完整的细胞膜进入细胞，与 DNA 和 RNA 的亲和力不同，经激发后发出不同的荧光，DNA 呈黄绿色，RNA 呈橘红色；EB 荧光染料可插入双链的核酸中，只能进入死细胞，激发后发的橘红色荧光；琼脂糖凝胶电泳检测利用细胞在凋亡时，核酸内切酶可以把染色质从核小体连接区切开，提取 DNA 经琼脂糖凝胶电泳检测后，呈 $180\sim200$ bp 整数倍的 DNA Ladder 片段；而坏死细胞检测后呈弥散状或放射状；正常细胞呈单一的条带；流式细胞仪可对经荧光染料(Hoechs-PI 等)染色的细胞悬液中不同荧光强度的细胞进行区分，既定性又定量地区分出正常细胞、凋亡细胞和坏死细胞。

三、实验用品

1. 器材

荧光倒置显微镜、CO_2 培养箱、超净工作台、微量加样器、培养瓶、培养皿或培养板、载玻片、盖玻片、镊子、胶头滴管、离心机、EP 管、恒温培养箱、水浴锅、电泳仪、电泳槽、制胶器、紫外分析仪或凝胶成像系统、记号笔。

2. 材料

对数期的 HeLa 细胞。

3. 试剂

PPMI1640 培养基、磷酸盐缓冲液(PBS)、吖啶橙/溴化乙锭(AO/EB)混合液、放线菌素 D、95%乙醇、0.25%胰蛋白酶、DNA 抽提液、RNase A(2 mg/mL)、蛋白酶 K(2mg/mL)、苯酚/氯仿/异戊醇、琼脂糖、1×TAE、上样指示液、EB 等。

四、实验步骤

1. AO/EB 双染法检测细胞凋亡

(1) 诱导凋亡。将 HeLa 细胞常规传代至对数生长期(参见细胞培养实验),将对数生长期的细胞放于超净工作台内,经紫外灯照射 10 min 后,继续培养 12 h。

(2) 胰酶消化细胞制成细胞悬液,将悬液转入离心管中,800 r/min 离心 10 min。

(3) 吸去上清液,用 1 mL 的 PBS 缓冲液悬浮细胞沉淀,然后将其转入 1.5 mL 的 EP 管中,800 r/min 离心 10 min。

(4) 吸去上清后,用 500 μL 的 PBS 缓冲液重新悬浮细胞,取 160 μL 悬液于 0.5 mL 的 EP 管中,加入 AO/EB 混合液 40 μL,混匀后 37 ℃普通培养箱中避光染色 15 min。

(5) 取 10 μL 染色后的细胞悬液滴于干净的载玻片上,盖上盖玻片。

(6) 荧光倒置显微镜在紫外光照射下观察凋亡细胞的形态特征,并注意其与正常细胞和死亡细胞的区别。可见正常细胞细胞核呈均匀黄绿色,细胞质和核仁呈均匀橘红色,体积较大;凋亡细胞,体积较小,细胞核呈斑块状黄绿色,破碎的细胞核由细胞膜包裹凸于细胞表面呈黄绿色;凋亡晚期和死细胞呈橘红色(图16.1)。

2. 琼脂糖凝胶电泳检测细胞凋亡

(1) 向对数生长期的 HeLa 细胞加入放线菌素 D(终浓度为 50 μg/mL)后,混匀后继续培养 12 h;对照组加入等体积的生理盐水。

(2) 胰酶消化细胞制成细胞悬液,将悬液转入离心管中,1 000 r/min 离心 5 min。

(3) 吸去上清液,用 1 mL 的 PBS 缓冲液悬浮细胞沉淀,然后将其转入 2 mL 的 EP 管中,1 000 r/min 离心 5 min。

(4) 吸去上清液后,向沉淀中加入 RNase A 40μL 和 DNA 抽提液 1 mL,混匀,37 ℃水浴锅中反应 30 min,每隔 5 min 温和地上下摇动 EP 管,混匀后放回。

(5) 向抽提液中加入 100 μL 蛋白酶 K,50 ℃水浴中继续反应 3 h,每隔 5 min 温和地上下摇动 EP 管,混匀后放回。

（6）取出 EP 管，降至室温后 12 000 r/min 离心 10 min。

（7）取上清液于一新的 2 mL 的 EP 管中，加入等体积的苯酚/氯仿/异戊醇混合液，上下颠倒混匀 8 min 后，12 000 r/min 离心 10 min。

（8）取上清液于一新的 EP 管中备用。

（9）制 1.5% 的琼脂糖凝胶，将实验组和对照组的 DNA 样品分别与上样缓冲液混合，每空点样 50 μL，同时通过点样 DNA 标记来估测 DNA 各条带的大小（具体方法参见实验十二）。

（10）紫外分析仪或凝胶成像系统下观察实验结果。可见实验组 DNA 呈阶梯状，对照组 DNA 为大小约 500 kb 的单一条带（图 16.2）。

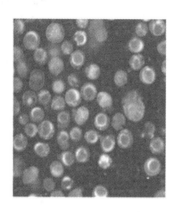

图 16.1　荧光显微镜下凋亡细胞的观察

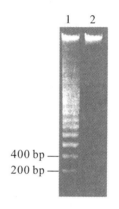

图 16.2　琼脂糖凝胶电泳检测
凋亡细胞结果示意图
1. 凋亡细胞 DNA
2. 正常细胞 DNA

五、注意事项

（1）吖啶橙和溴化乙锭均为荧光染料且有毒性，操作时要尽量避光，戴手套、口罩。

（2）操作过程中要注意区分污染和非污染的仪器、药品；使用后的实验材料要放到指定的垃圾篓内。

六、实验作业

（1）仔细观察并绘制 AO/EB 染色的凋亡细胞图。

（2）绘制琼脂糖凝胶电泳检测凋亡细胞的电泳结果并撰写实验报告。

七、思考题

查阅相关资料,思考细胞凋亡的机制及在研究疾病、衰老、生长发育等方面的作用。

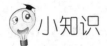 **小知识   相关试剂的配制**

(1) 吖啶橙/溴化乙锭(AO/EB)混合液:AO 溶液:用 pH=7.4 的 PBS 缓冲液配成 10 mg/mL 的工作液,需避光储存;EB 溶液:用 pH=7.4 的 PBS 缓冲液配成 10 mg/mL 的工作液,避光保存;使用时将两种溶液按 1∶1 混合。

(2) DNA 抽提液:最终各成分浓度为:50 mmol/L Tris-HCl、20 mmol/L EDTA、10 mmol/L NaCl、1% SDS,灭菌后−20 ℃保存。

(3) 苯酚/氯仿/异戊醇:按 25∶24∶1 的体积比混合配制。

(杨建课　徐思斌)

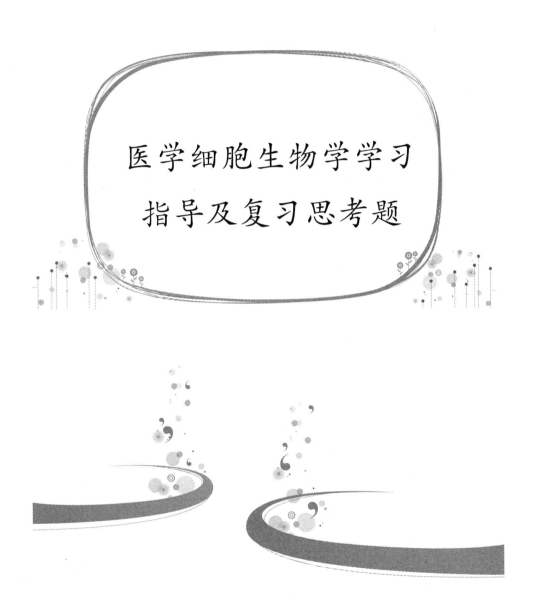

医学细胞生物学学习
指导及复习思考题

第一章　生物学与医学

本章学习要点

　　自然界的物体可分为生物和非生物两大类,两者的区别在于是否表现出生命现象。生命现象的特征主要有:高度复杂的组织结构、新陈代谢、应激性、生长与发育、生殖与死亡、遗传与变异、适应性和进化等。生命是地球上物质运动发展的高级形式,生命的起源与进化大致经历了4次质的飞跃:从无机小分子到生物大分子,从前细胞到原核细胞,从原核细胞进化到真核单细胞,从真核单细胞到真核多细胞。组成生物体的生物大分子包括蛋白质和核酸。病毒仅由蛋白质和核酸(DNA或RNA)构成,无完整的细胞结构,必须在一定种类的活细胞中才能生存。

复习思考题

一、名词解释

　　1. 新陈代谢(Metabolism);

　　2. 同化作用(Assimilation);

　　3. 异化作用(Dissimilation);

　　4. 应激性(Irritability);

　　5. 遗传性(Heredity);

　　6. 细胞学说(Cell Theory)。

二、填空题

　　1. 人体具有相同结构和功能的细胞集合成为执行特殊功能的_____,进一步构成执行特殊功能的_____,再进一步构成_____。

　　2. 生物摄取外界物质改造成自身成分,称作_____,生物分解自身成分,获得能量,并将最终产物排放到环境中,称作_____。新陈代谢过程中的物质交换构成生命的_____,能量转换构成生物的_____。

　　3. 个体死亡和生命绵延的矛盾是通过_____来解决的。

4. 病毒的结构有：_____外壳，_____或_____构成的核心。

三、单项选择题

1. 1953 年,提出 DNA 双螺旋结构模型的人是(　　　)。
   A. Hooke　　　　　　　　B. Virchow　　　　　　　C. Morgan
   D. Watson and Crick　　　E. Feulgen
2. 生物对刺激产生反应的特性称为(　　　)。
   A. 反应性　　　　　　　　B. 变异性　　　　　　　　C. 遗传性
   D. 应激性　　　　　　　　E. 适应性
3. 同化作用的特征是(　　　)。
   A. 合成代谢　　　　　　　B. 分解代谢　　　　　　　C. 能量代谢
   D. 物质代谢　　　　　　　E. 分解自身物质

四、不定项选择题

1. 生命的基本特征为(　　　)。
   A. 新陈代谢　　　　　　　B. 应激性　　　　　　　　C. 生长和发育
   D. 生殖与死亡　　　　　　E. 遗传和变异
2. 生物的新陈代谢特征为(　　　)。
   A. 摄取外界物质　　　　　B. 建造自身　　　　　　　C. 释放能量
   D. 获得能量　　　　　　　E. 排放分解产物
3. 细胞生物学从哪些层次研究生命活动？(　　　)。
   A. 细胞水平　　　　　　　B. 亚细胞水平　　　　　　C. 分子水平
   D. 个体水平　　　　　　　E. 环境

五、问答题

1. 生命现象的特征有哪些？
2. 简述细胞学说的内容。
3. 在医学基础科学领域内,哪些学科是以细胞为研究基础的？

参 考 答 案

一、名词解释

1. 新陈代谢：是指生物与其周围环境不断地进行物质交换和相互作用的过程。
2. 同化作用(合成代谢)：生物不断摄取外界物质,把它们改造成自身的成分的过程。

3. 异化作用(分解代谢):生物自身的成分被不断转化、分解,从中获得能量,又把最终分解产物排放到环境中的过程。

4. 应激性:生物对刺激(外界环境变化)产生应答的特性。

5. 遗传性:生物体产生的子代个体与亲代有相似的性状的特征。

6. 细胞学说:一切生物,从单细胞生物到高等动植物均由细胞组成,细胞是生物形态、结构和功能的基本单位。

二、填空题

1. 组织、器官、器官系统。

2. 同化作用、异化作用、物质代谢、能量代谢。

3. 生殖。

4. 蛋白质、DNA、RNA。

三、单项选择题

1. D　2. D　3. A

四、不定项选择题

1. ABCDE　2. ABCDE　3. ABC

五、问答题

1. 新陈代谢,应激性,生长与发育,生殖与死亡,遗传与变异,适应与进化。

2. 细胞学说:细胞是生物形态、结构和功能的基本单位。一切生物,从单细胞生物到高等动植物均由细胞组成。

3. 在医学基础学科中,解剖学、组织胚胎学、生理学、生物化学、人体寄生虫学、细胞遗传学、免疫学、病理生理学等均是以细胞为研究基础的。

(杨建课　杜少陵)

第二章　细胞的基本结构与生物大分子

本章学习要点

　　细胞是生物体结构和功能的基本单位,可分为原核细胞和真核细胞两类。细菌为典型的原核生物,其结构由细胞壁、细胞膜、细胞质组成,细胞质中仅有核糖体、中间体等简单的细胞器,其裸露的环状 DNA 分子位于拟核区,不含组蛋白,有些细菌还含有一些分散的小型环状 DNA 分子,称为质粒。支原体为最小、最简单的原核生物,其直径仅有 0.1 μm;真核细胞的基本结构由细胞膜、细胞质、细胞核组成,细胞膜为典型的磷脂双分子层结构,细胞质中分化有线粒体、高尔基体、内质网、核糖体、溶酶体等多种复杂的细胞器。真核细胞内的各种结构,按其是否具有膜结构可分为膜相结构和非膜相结构两大类。

　　细胞内的生物大分子包括蛋白质和核酸。氨基酸是组成蛋白质分子的基本单位,氨基酸与氨基酸脱水缩合形成肽,多个氨基酸间通过肽键连在一起形成多肽链。蛋白质的分子结构可以从 4 个层次去描述,即一级结构至四级结构;蛋白质根据其是否和辅基结合分为单纯蛋白和结合蛋白;蛋白质在生命活动中有结构和支持、催化、传递和运输、运动、防御、调节等重要作用。核酸分为 DNA 和 RNA,其基本结构单位是核苷酸,单核苷酸之间借助 3′,5′-磷酸二酯键连接成多聚核苷酸链;DNA 分子为双链螺旋结构;DNA 分子的主要功能有储存遗传信息、自我复制和转录合成 RNA 等;RNA 分子可分为信使 RNA(mRNA)、转运 RNA(tRNA)、核糖体 RNA(rRNA)等。

　　感染蛋白(Prion)为兼具遗传性和传染性的蛋白质,由其引起的疾病有克鲁病、疯牛病等。PrP^c 与 PrP^{sc} 的一级结构相似,二级结构不同。

复习思考题

一、名词解释

　　1. 质粒(Plasmid);

　　2. 生物膜(Biomembrane);

　　3. 肽键(Peptide Bond)；

　　4. 多肽(Polypeptide)；

　　5. 两性化合物(Amphoteric Compound)；

　　6. 膜相结构(Membranous Structure)；

　　7. 单核苷酸(Nucleotide)；

　　8. $3'$,$5'$-磷酸二酯键($3'$,$5'$-Phosphodiester Linkage)；

　　9. 碱基互补原则(Base Complementrity)；

　　10. 信使 RNA(mRNA)；

　　11. 反密码子(Anticodon)；

　　12. 非膜相结构(Non-membranous Structure)。

二、填空题

　　1. 最小、最简单的原核细胞是_____。

　　2. 细菌还有一些分散存在的小型环状 DNA 分子,赋予细菌各种抗性等遗传特性,称之为_____。

　　3. 细胞的外膜(细胞质膜)和内膜统称_____,这些膜在电镜下为 3 层结构,称之为_____。

　　4. 电镜下真核细胞内各种组成结构,按其是否具有膜结构分为_____和_____。

　　5. 一个氨基酸的_____与相邻氨基酸的_____失去一分子水缩合形成肽键。

　　6. 氨基酸在水溶液中既可形成—COO^-,又可形成—NH_3^+,故被称为_____。

　　7. 蛋白质分子的二级结构是在一级结构的基础上,通过氨基酸残基间的吸引(氢键)和排斥,使多肽链形成_____。其三级结构是在二级结构基础上,由氨基酸侧链间通过形成_____、_____和_____等,再度折叠和盘旋而成的。

　　8. 结合蛋白是由_____和_____组成的蛋白质分子。

　　9. 一个单核苷酸是由一分子磷酸、一分子_____和一分子含氮_____之间缩水成键而成的。单核苷酸分子中含氮碱基与戊糖第 1 位碳原子上羟基间缩水而成的键称为_____。

　　10. 核酸中的含氮碱基有_____和_____两类。核苷酸分子中的戊糖第 5 位碳原子上以酯键结合的_____再以_____与另一分子核苷酸中戊糖的第 3 位碳原子连接,这种键合方式称为_____。

11. 生物体内的 RNA 分子主要分为_____、_____、_____等。

12. 根据碱基互补原则,DNA 两条链上的碱基之间配对方式为_____和_____。DNA 分子双螺旋结构,根据其螺旋方向分为_____和_____。

13. 细胞中的生物大分子一般包括_____和_____等。

14. 细胞中的核酸分为_____和_____两大类,前者主要分布在_____中;后者主要存在于_____中。

15. DNA 分子的主要功能是遗传信息的_____、_____和_____。

16. 糖蛋白、脂蛋白、核蛋白为结合蛋白,它们是由_____分别与_____、_____、_____结合而成的。

三、单项选择题

1. 原核细胞和真核细胞基本的共有特征是(　　　)。
   A. 只有 DNA,没有 RNA　　　　　　B. 既有 DNA,又有 RNA
   C. 具有细胞核　　　　　　　　　　D. 具有线粒体等复杂的细胞器
   E. 具有质粒

2. 细胞中的下列化合物,哪项属于生物大分子?(　　　)。
   A. 无机盐　　　　　　B. 酶　　　　　　C. 葡萄糖
   D. 胆固醇　　　　　　E. 维生素

3. 人体生命活动的基本结构与功能的单位是(　　　)。
   A. 细胞器　　　　　　B. 细胞核　　　　　　C. 蛋白质
   D. 核酸　　　　　　　E. 细胞

4. 构成蛋白质分子和酶分子的基本单位是(　　　)。
   A. 核苷酸　　　　　　B. 脂肪酸　　　　　　C. 氨基酸
   D. 磷酸　　　　　　　E. 酮酸

5. 关于 DNA 分子,下列哪项叙述有误?(　　　)。
   A. 带有遗传信息
   B. 在 DNA 分子上分布有众多的基因
   C. 由两条同方向的单核苷酸链互补结合而成
   D. 具有双螺旋的空间结构
   E. 具有转录、复制等功能

6. 关于真核生物 RNA,下列哪项叙述有误?(　　　)。
   A. 主要分为 mRNA、tRNA 和 rRNA 三种
   B. 只分布在细胞核中
   C. 是由 DNA 指导合成的多核苷酸链

    D. 与蛋白质的合成直接相关

    E. 主要为单链结构

7. 任何完整的蛋白质分子必定具有的结构是(　　　)。

    A. α-螺旋   B. β-折叠   C. 三级结构

    D. 四级结构   E. 辅基

8. 关于 tRNA,下列哪项叙述有误? (　　　)。

    A. 空间结构呈三叶草形

    B. 主要分布在细胞质中

    C. tRNA 分子上具有反密码子

    D. 每种 tRNA 能转运多种氨基酸

    E. 由 DNA 分子转录而来

9. (　　　)将遗传信息带到核糖体上,作为合成蛋白质的指令。

    A. mRNA   B. tRNA   C. rRNA

    D. DNA   E. miRNA

10. (　　　)是构成核糖体的重要成分。

    A. mRNA   B. tRNA   C. hnRNA

    D. 核内小 RNA   E. rRNA

11. 目前所知的最简单、最小的细胞是(　　　)。

    A. 球菌   B. 杆菌   C. 衣原体

    D. 支原体   E. 立克次氏体

12. DNA 分子两条链间碱基通过氢键有规律地连接,即(　　　),称为碱基配对原则。

    A. A—G、C—T   B. A—C、G—T   C. A—T、G—C

    D. A—T、C—U   E. A—C、G—U

13. 关于细菌,下列哪项叙述有误? (　　　)。

    A. 具有 80S 核糖体   B. 细胞壁的成分为肽聚糖

    C. 仅有一条 DNA 分子   D. 为典型的原核细胞

    E. 具有质粒

14. 细菌这样的原核细胞所具有的中间体与真核细胞的下列哪种细胞器功能相似? (　　　)。

    A. 高尔基体   B. 中心体   C. 线粒体

    D. 溶酶体   E. 过氧化物酶体

15. 关于真核细胞,下列哪项叙述有误? (　　　)。

    A. 有多条 DNA 分子并与组蛋白构成染色质

    B. 有真正的细胞核

    C. 基因表达的转录和翻译过程同时进行

    D. 体积较大（$10\sim100\ \mu m$）

    E. 具有线粒体等复杂的细胞器

16. 下列哪种细胞器为非膜相结构？（　　）。

    A. 核糖体　　　　　　　B. 内质网　　　　　　　C. 线粒体

    D. 溶酶体　　　　　　　E. 高尔基体

17. 下列哪种细胞器为膜相结构？（　　）。

    A. 中心体　　　　　　　　B. 纺锤体　　　　　　　C. 染色体

    D. 线粒体　　　　　　　　E. 核糖体

18. 关于膜相结构，下列哪项叙述有误？（　　）。

    A. 为细胞中以生物膜为基础形成的所有细胞器

    B. 只有真核细胞才具有发达、完善的膜相结构

    C. 膜相结构在功能上是相互联系的

    D. 膜相结构的膜都具有类似的"单位膜"构造

    E. 细胞内所有细胞器都属膜相结构

19. 关于真核细胞的遗传物质，下列哪项叙述有误？（　　）。

    A. 为多条 DNA 分子

    B. 在细胞生命活动的不同阶段具有不同的形态

    C. 只分布在细胞核中

    D. 其 DNA 分子常与组蛋白结合形成染色质

    E. 其上结合有组蛋白、非组蛋白、RNA 等多种成分

20. 关于原核细胞的遗传物质，下列哪项叙述有误？（　　）。

    A. 常为一条线形的 DNA 分子

    B. 分布在拟核区

    C. 其 DNA 裸露几乎不与组蛋白结合

    D. 其遗传信息的转录和翻译同时进行

    E. 一些小型环状的 DNA 分子赋予细胞一些遗传抗性

21. 关于支原体，下列哪项叙述有误？（　　）。

    A. 为最小的细胞　　　　　　　B. 为介于病毒和细菌之间的单细胞生物

    C. 不能独立生活　　　　　　　D. 其环形双链 DNA 常分布在拟核区

    E. 为介于原核和真核之间的单细胞生物

22. 在普通光镜下可以观察到的细胞结构是（　　）。

    A. 核孔　　　　　　　　　B. 核仁　　　　　　　　C. 溶酶体

　　　D. 核糖体　　　　　　　　E. 过氧物酶体

23. 细菌中的(　　)能赋予细菌各种抗性等遗传特性。

　　　A. 中间体　　　　　　　　B. 拟核　　　　　　　C. 质粒

　　　D. 核糖体　　　　　　　　E. 细胞壁

24. 细胞的生物膜实际就是(　　)。

　　　A. 细胞的内膜系统　　　　B. 细胞的外膜和内膜　　C. 细胞被

　　　D. 细胞膜　　　　　　　　E. 膜相结构

25. 精氨酸分子含 2 个氨基 1 个羧基,故其为(　　)。

　　　A. 碱性氨基酸　　　　　　B. 酸性氨基酸　　　　　C. 中性氨基酸

　　　D. 弱酸性氨基酸　　　　　E. 非两性化合物

26. 一条多肽链上氨基酸种类和排列顺序属于蛋白质分子的(　　)。

　　　A. 一级结构　　　　　　　B. 二级结构　　　　　　C. 三级结构

　　　D. 四级结构　　　　　　　E. 高级结构

27. 磷酸二酯键涉及(　　)。

　　　A. 磷酸基,一个单核苷酸戊糖,另一个核苷酸嘌呤

　　　B. 磷酸基,一个单核苷酸戊糖,另一个核苷酸嘧啶

　　　C. 磷酸基,一个单核苷酸戊糖,另一个核苷酸戊糖

　　　D. 磷酸基,一个单核苷酸戊糖,另一核苷酸磷酸基

　　　E. 磷酸基,一个单核苷酸碱基,另一单核苷酸碱基

28. DNA 分子含(　　)四种碱基。

　　　A. A、C、T、U　　　　　　B. A、G、C、U　　　　　C. G、C、T、U

　　　D. A、G、U、T　　　　　　E. A、G、C、T

29. 测定一个 DNA 分子的碱基组成,已知它所含的 A 的量为 20%,由此可推
　　　断出这个 DNA 分子中碱基 C 的含量是(　　)。

　　　A. 10%　　　　　　　　　B. 20%　　　　　　　　C. 30%

　　　D. 40%　　　　　　　　　E. 60%

30. 关于阮病毒,下列哪项叙述有误? (　　)。

　　　A. 既有遗传性,又有感染性 B. 其遗传基础为 DNA

　　　C. 不能独立生活　　　　　D. 可引起克鲁病

　　　E. PrP^c 与 PrP^{sc} 一级结构相似,二级结构不同

四、不定项选择题

1. DNA 分子的功能有(　　)。

　　　A. 储存遗传信息　　　　　B. 传递遗传信息　　　　C. 转录遗传信息

  D. 翻译遗传信息   E. 加工遗传信息

 2. 蛋白质的一级结构包括(   )。

  A. 多肽链的数目   B. 多肽链的方向   C. 氨基酸的种类

  D. 多肽链间二硫键的数目和位置   E. 氨基酸的排列顺序

 3. 蛋白质分子的三级结构是在二级机构的基础上,再度折叠、盘曲而成的,维系蛋白质三级结构的作用力包括(   )。

  A. 氢键   B. 二硫键   C. 离子键

  D. 疏水作用   E. 范德华力

 4. 蛋白质的功能有(   )。

  A. 催化生化反应   B. 参与细胞运动

  C. 传递信息和运输作用   D. 维持细胞的形态

  E. 调节生长、发育和代谢过程

 5. 真核细胞与原核细胞共有的特征是(   )。

  A. 都有细胞膜   B. 都有合成蛋白质的机器——核糖体

  C. 都具有复杂的膜性细胞器   D. 都含有 DNA 和 RNA

  E. 基因的转录和翻译都可同时进行

五、问答题

 1. 简述蛋白质分子的四级结构模式要点。

 2. 概述蛋白质在生命活动中的重要作用。

 3. 比较 DNA 与 RNA 在化学组成上的区别。

 4. 概述 DNA 分子双螺旋结构模型要点。

 5. DNA 分子的主要功能有哪些?

 6. 简述 RNA 分子的种类与功能。

 7. 试比较真核细胞与原核细胞的差异。

参 考 答 案

一、名词解释

 1. 质粒:细菌细胞质中有一些分散存在的小型环状 DNA 分子,赋予细菌各种抗性等遗传特性,称为质粒。

 2. 生物膜:细胞的外膜(细胞膜)和内膜的统称。

 3. 肽键:一个氨基酸的氨基与相邻氨基酸的羧基失去一分子水所形成的化学键。

 4. 多肽:由许多氨基酸连接在一起形成的化合物。

5. 两性化合物:氨基酸在水溶液中既可形成—COO^- 呈弱酸性,又可形成—NH_3^+ 呈弱碱性。

6. 膜相结构:指真核细胞中以生物膜为基础形成的所有结构,包括细胞膜和细胞内的所有膜性细胞器,如线粒体、高尔基体、内质网、溶酶体、核膜等

7. 单核苷酸:由一分子五碳糖、一分子磷酸和一分子含氮碱基间缩水成键而成。

8. $3',5'$-磷酸二酯键:核苷酸分子中戊糖环的 5 位碳上以酯键结合的磷酸基,再以酯键与另一分子核苷酸中戊糖环的 3 位碳原子相连接。

9. 碱基互补原则:DNA 分子两条链间,A—T、G—C(氢键连接)。

10. 信使 RNA:即 mRNA,从细胞核内的 DNA 分子上转录遗传信息,带到细胞质中核糖体上,作为合成蛋白质的指令。

11. 反密码子:tRNA 分子反密码环上的 3 个碱基,和决定氨基酸的密码子对应,只能特异性地连接和转运一种氨基酸。

12. 非膜相结构:指真核细胞中那些与生物膜无直接关系的所有结构,如细胞质中的核糖体、微管、微丝、中间丝、染色质、核仁等。

二、填空题

1. 支原体。

2. 质粒。

3. 生物膜、单位膜。

4. 膜相结构、非膜相结构。

5. 氨基、羧基。

6. 两性化合物。

7. 螺旋状或片层状结构、氢键、二硫键、离子键。

8. 单纯蛋白、辅基。

9. 五碳糖、碱基、糖苷键。

10. 嘌呤、嘧啶、磷酸基、酯键、$3',5'$-磷酸二酯键。

11. mRNA、tRNA、rRNA。

12. A—T、G—C、右旋 DNA、左旋 DNA。

13. 蛋白质、核酸。

14. DNA、RNA、细胞核、细胞质。

15. 储存、复制、转录。

16. 单纯蛋白、糖、脂类、核酸。

三、单项选择题

1. B 2. B 3. E 4. C 5. C 6. B 7. C 8. D 9. A 10. E 11. D 12. C 13. A 14. C 15. C 16. A 17. D 18. E 19. C 20. A 21. C 22. B 23. C 24. B 25. A 26. A 27. C 28. E 29. C 30. B

四、不定项选择题

1. ABC　2. ACDE　3. ABCDE　4. ABCDE　5. ABD

五、问答题

1. 蛋白质是由许多氨基酸分子通过肽键连接而成的多肽链的高级机构。其一级结构主要指多肽链数目、氨基酸种类、数目和排列顺序等;二级结构:在一级结构基础上借助氢键形成的螺旋状或片层状结构,如 α 螺旋和 β 片层;三级结构:在二级结构基础上的再度折叠、盘旋;四级结构:2 条或 2 条以上多肽链在三级结构基础上形成蛋白质结构亚基的空间构型。

2. (1) 结构和支持作用;(2) 催化作用;(3) 传递和运输作用;(4) 运动作用;(5) 防御作用;(6) 调节作用。

3.

	DNA	RNA
碱基	A、G、C、T	A、G、C、U
戊糖	脱氧核糖	核　糖
结构	双　链	单　链

4. (1) 自然状态下,两条反向平行互补长链,一条 $3'→5'$,另一条 $5'→3'$;(2) 两条链间按 A—T、G—C 互补配对;(3) 两条链围绕一个"主轴"向右盘旋形成双螺旋结构。

5. (1) 储存遗传信息;(2) 自我复制;(3) 遗传信息转录。

6. (1) mRNA:转录传递遗传信息,指导蛋白质合成;(2) tRNA:特异地连接和转运氨基酸;(3) rRNA:与蛋白质结合构成核糖体。

7. (1) 原核细胞无真正的细胞核;而真核细胞具有完整的细胞核。(2) 原核细胞的遗传物质 DNA 分子一般仅一条;而真核细胞的 DNA 分子常有多条。(3) 原核细胞无内膜系统,而真核细胞具有发达的内膜系统。(4) 原核细胞转录和翻译同时进行;而真核细胞中这两个过程分别在细胞核和细胞质中进行。(5) 原核细胞的增殖无明显周期性,以无丝分裂的方式进行;而真核细胞的增殖周期性很强,以有丝分裂方式进行。

（杨建课　杜少陵）

第三章　细胞膜及其表面结构

本章学习要点

细胞膜是包围在细胞质外周的一层界膜，又称细胞质膜。细胞内还有构成各种细胞器的膜称为细胞内膜，细胞膜和细胞内膜统称为生物膜。电子显微镜下，生物膜呈"两暗一明"的 3 层结构，称为单位膜。质膜和质膜外表面的糖被以及质膜内侧的膜下胞质溶胶，共同组成了一个多功能复合体系，称为细胞表面。

细胞膜的化学成分有：脂类、蛋白质、糖类、水、无机盐等。膜脂均为水、脂兼性分子，包括磷脂、胆固醇和糖脂。磷脂是最重要的膜脂，主要为磷酸甘油酯和鞘磷脂。磷脂双分子层构成了细胞膜的连续主体。膜蛋白可分为外在蛋白和内在蛋白，前者分布在膜的内外表面，后者则不同程度地镶嵌在脂类双分子层当中。膜糖类大多是低聚糖，与膜脂或膜蛋白结合以糖脂或糖蛋白的形式存在于膜的外表面。

细胞膜具有不对称性和流动性。膜脂和膜蛋白分布的不对称性，保证了膜功能的方向性，如膜内外两层流动性不同，物质的运输、信号的传递也具有方向性。生理状态下细胞膜是液晶态，既有固态分子的有序排列，又有液态分子的流动性。一切膜的基本活动均是在膜的流动状态下进行的。

1972 年，S. J. Singer 和 G. Nicolson 提出的生物膜的流动镶嵌模型为人们所普遍接受。随着实验技术的改进及研究的不断深入，又有学者提出晶格镶嵌模型和板块镶嵌模型，是对流动镶嵌模型的补充。最近有学者提出了脂筏模型，即在以甘油磷脂为主体的生物膜上，胆固醇、鞘磷脂等形成相对有序的脂相，如同"脂筏"一样载着各种执行特定生物学功能的蛋白质。

细胞质膜是细胞与细胞外环境之间的一种选择性通透屏障，它既能保障细胞对营养物质的摄取、对代谢产物或废物的排除，又能调节细胞内离子浓度、维持膜电位、保持膜内外渗透压平衡，使细胞处于相对稳定的内环境。物质通过细胞膜运输的方式有：被动运输、主动运输、胞吞与胞吐作用。

被动运输是物质顺浓度梯度，不消耗代谢能的运输方式。依据物质穿膜的方式不同又可分为：简单扩散、通道扩散和载体扩散等。简单扩散为疏水的小分子或小的不带电荷的极性分子直接穿过脂质双层运输的方式，不需要膜蛋白的协助。通道扩散为极性分子经过膜上转运蛋白结构中的含水通道穿膜运输的方式，转运蛋白本身不与被转运物质结合。载体扩散又称易化扩散,它是物质与膜上特异性的载体蛋白结合,通过载体蛋白构象的改变实现跨膜运输的方式。

主动运输为物质在载体蛋白的帮助下逆浓度梯度跨膜运输的方式,转运过程中需要消耗代谢能。常见的主动运输形式有离子泵和离子梯度驱动的主动运输。离子泵为膜上的一种跨膜蛋白兼具载体和 ATP 酶的功能,能结合离子并水解 ATP,将离子泵到低浓度的一侧的方式。动物细胞膜上重要的离子泵有钠钾泵、钙泵等。离子梯度驱动的主动运输是借助于离子泵所形成的浓度梯度,使物质与离子与同一种载体蛋白结合协同运输的方式。

大分子与颗粒性物质通过胞吞作用和胞吐作用完成跨膜运输。胞吞作用是细胞膜表面发生内陷,把胞外大分子和颗粒物质包围成小泡,进而脱离细胞膜进入细胞内的转运方式。如果胞吞物为溶液,形成的囊泡较小,则称为胞饮作用;如果胞吞物为大的固体颗粒或分子复合体,形成的囊泡较大,则称为吞噬作用;一种特异性很强的内吞作用被称为受体介导的内吞作用,它是由细胞膜上特异性的受体蛋白识别并结合大分子,经过膜上的有被小窝内吞入细胞的过程。胞吐作用是细胞内物质由膜包围成小泡排到胞外的过程。

高等动物细胞表面有各种各样表示其属性的标志,即膜抗原,其中与输血和器官移植排斥反应密切相关的有血型抗原和组织相容性抗原。细胞膜上还存在特异性的受体蛋白,可与来自胞外的特定配体结合,进而引起细胞内一系列生物学效应,实现细胞内外信号的传递。

复习思考题

一、名词解释

1. 细胞表面(Cell Surface);

2. 生物膜(Biomembrane);

3. 单位膜(Unit Membrane);

4. 被动运输(Passive Transport);

5. 载体扩散(Carrier-mediated Diffusion);

6. 主动运输(Active Transport);

7. 离子泵(Ion Pump);

8. 胞吞作用(Endocytosis);

9. 吞噬作用(Phagocytosis);

10. 胞饮作用(Pinocytosis);

11. 胞吐作用(Exocytosis)；

12. 配体(Ligand)；

13. 膜受体(Membrane Receptor)；

14. 膜抗原(Membrane Antigen)。

二、填空题

1. 细胞表面是_____、_____和_____组成的多功能复合体。

2. 细胞膜的化学成分主要有：_____、_____、_____等,构成膜主体的化学成分是_____和_____。

3. 构成细胞膜的脂类有：_____、_____和_____ 3 种类型,其中以_____含量最为丰富。

4. 磷脂是膜脂的基本成分,其又可分为：_____和_____两类。

5. 膜脂分子为_____分子,其在构成膜脂双分子层时,_____性头部朝向膜内外表面,而_____性尾部朝向膜中央。

6. _____是根据磷脂分子易在水相中形成脂双层膜的特性而制备的人工膜,其可裹入_____用于诊断和治疗疾病。

7. 依据膜蛋白在膜上位置的不同将其分为：_____和_____两类,_____蛋白附着在膜内、外表面,而_____蛋白镶嵌在脂质双分子层中,又称_____蛋白。

8. 生物膜具有_____和_____的特性。

9. 生理状态下细胞膜呈_____态,这种状态可随温度的改变而发生变化,这种变化称为_____。

10. 膜脂分子的脂肪酸链越_____、不饱和程度越_____,则膜的流动性越大。

11. 细胞衰老过程中,卵磷脂/鞘磷脂的比值逐渐_____,膜的流动性逐渐降低。

12. 20 世纪 50 代之后提出的细胞膜的分子结构模型有：_____、_____、_____、_____等。

13. 小分子和离子的穿膜运输根据是否消耗代谢能,可分为：_____和_____两种形式。

14. 大分子和颗粒物质的膜泡运输根据运输方向不同,可分为：_____和_____两种形式。

15. 根据物质穿膜的方式不同,被动运输又可分为：_____、_____、_____等几种形式。

16. 根据吞入物质的状态、大小不同,胞吞作用可分为:_____和_____两种类型。

17. Na^+-K^+泵每水解一分子 ATP,可将 3 个_____排出细胞外,将 2 个_____摄入细胞。

18. 受体介导的内吞作用是大分子先与膜上特异性的_____识别结合,然后经过_____进入细胞。

19. 细胞膜抗原多为镶嵌在细胞膜上的_____和_____。

20. 人红细胞膜 ABO 血型抗原的成分是_____,根据抗原结构中____的不同可分为:_____、_____、_____、_____4 种血型。

21. 膜受体的化学组成一般为:_____、_____和_____。

22. 细胞膜受体的特性包括:_____、_____、_____、_____。

三、单项选择题

1. 生物膜是指(　　　　)。

A. 脂质体膜　　　　　　　　　　　B. 质膜和细胞内膜的总称

C. 包围在细胞外面的一层薄膜　　　D. 细胞器膜

E. 核膜

2. 强调膜蛋白对脂类分子流动性控制作用的结构模型是(　　　　)。

A. 单位膜模型　　　　B. 流动镶嵌模型　　　　C. 晶格镶嵌模型

D. 板块镶嵌模型　　　E. 脂筏模型

3. 生物膜功能的特殊性主要取决于(　　　　)。

A. 膜脂的组成和种类　　　　　　　B. 膜蛋白的组成和种类

C. 膜糖类的组成和种类　　　　　　D. 膜中离子的组成和种类

E. 膜中无机盐的组成和种类

4. 下面关于细胞膜结构和特点的叙述,哪项是错误的?(　　　　)。

A. 细胞膜的厚度约为 7.5 nm

B. 细胞膜是一种选择性半通透膜

C. 水溶性物质一般能自由通过细胞膜,而脂溶性物质则不能

D. 生理状态下,细胞膜处于液晶态

E. 细胞膜具有不对称性

5. 参与构成细胞外被的主要化学成分是(　　　　)。

A. 糖类　　　　　　　B. 鞘磷脂　　　　　　　C. 卵磷脂

D. 胆固醇　　　　　　E. 蛋白质

6. 动物细胞膜上一般不含有的成分是(　　)。

    A. 卵磷脂　　　　　　　　　B. 鞘磷脂　　　　　　　　　C. 胆固醇

    D. 蛋白质　　　　　　　　　E. 纤维素

7. 构成膜脂的脂类是(　　)。

    A. 兼性分子　　　　　　　　B. 疏水分子　　　　　　　　C. 亲水分子

    D. 极性分子　　　　　　　　E. 非极性分子

8. 下列关于膜脂的描述不正确的是(　　)。

      A. 以磷脂最为丰富　　　　　B. 类脂双分子层构成了膜的主体

    C. 含有胆碱的磷脂大多分布在外层　　D. 糖脂主要分布在膜的内侧

    E. 真核细胞膜内含有大量的胆固醇

9. 下列关于膜蛋白的描述不正确的是(　　)。

    A. 是细胞膜功能的主要承担者

    B. 依蛋白在膜中的位置不同分为外在蛋白和内在蛋白

    C. 外在蛋白主要分布在膜的外表面,与膜结合力弱

    D. 内在蛋白嵌入脂类双分子层内部,与膜结合牢固

    E. 膜上内在蛋白含量较外在蛋白高

10. 下列在膜脂的运动中不常发生的运动是(　　)。

    A. 横向扩散运动　　　　　　B. 翻转运动　　　　　　　　C. 摆动

    D. 振荡伸缩运动　　　　　　E. 旋转异构运动

11. 膜脂分子脂肪酸链的不饱和程度是影响膜流动性的重要因素,不饱和程度越高,含双键越(　　),膜流动性越(　　),其原因是(　　)。

    A. 少,小,双键处脂类分子尾部排列紧密

    B. 多,小,双键处脂类分子尾部排列紧密

    C. 多,大,双键处脂类分子尾部排列紧密

    D. 多,大,双键处脂类分子尾部排列疏松

    E. 以上都不是

12. 下列不属于生物膜系统的是(　　)。

    A. 核膜　　　　　　　　　　B. 线粒体膜　　　　　　　　C. 内质网膜

    D. 脂质体　　　　　　　　　E. 高尔基体膜

13. 下列能以简单扩散方式通过细胞膜的物质是(　　)。

    A. CO_2　　　　　　　　　　B. H^+　　　　　　　　　　C. 氨基酸

    D. 葡萄糖　　　　　　　　　E. 核苷酸

14. K^+进入细胞的方式是(　　)。

    A. 简单扩散　　　　　　　　B. 载体扩散　　　　　　　　C. 通道扩散

　　　D. 主动运输　　　　　　　　E. 膜泡运输

15. 红细胞膜上葡萄糖的跨膜运输是通过(　　　)。
　　　A. 葡萄糖在在脂双层中的自由扩散　　B. 通道蛋白所形成的含水通道
　　　C. 载体蛋白的协助　　　　　　　　　D. 受体的介导
　　　E. 离子泵的工作

16. 小肠上皮细胞对葡萄糖或氨基酸的吸收属于(　　　)。
　　　A. 简单扩散　　　　　　B. 通道扩散　　　　　　C. 易化扩散
　　　D. 被动运输　　　　　　E. Na^+梯度驱动的协同运输

17. 低密度脂蛋白进入细胞内的方式是(　　　)。
　　　A. 载体扩散　　　　　　B. 通道扩散　　　　　　C. 受体介导的内吞作用
　　　D. 协同运输　　　　　　E. 主动运输

18. 细胞摄入微生物或死亡细胞的碎片进行消化的过程属于(　　　)。
　　　A. 被动运输　　　　　　B. 主动运输　　　　　　C. 受体介导的内吞作用
　　　D. 吞噬作用　　　　　　E. 胞饮作用

19. 细胞包围液体物质内吞所形成的囊泡称为(　　　)。
　　　A. 吞噬体　　　　　　　B. 胞饮体　　　　　　　C. 多囊体
　　　D. 胞内体　　　　　　　E. 有被小泡

20. Ca^{2+}运出细胞的方式是(　　　)。
　　　A. 通道扩散　　　　　　B. 载体扩散　　　　　　C. 受体介导的胞吞作用
　　　D. 离子泵　　　　　　　E. 离子梯度驱动的主动运输

21. 下列关于通道扩散叙述正确的是(　　　)。
　　　A. 是一种主动运输方式
　　　B. 大部分通道是连续开放的
　　　C. 具有饱和性
　　　D. 被运输物质穿过转运蛋白所形成的含水通道
　　　E. 扩散速度较慢

22. 以下关于钠钾泵生理作用的叙述中,哪项是错误的?(　　　)。
　　　A. 是膜上的一种跨膜蛋白
　　　B. 能逆着浓度差将Na^+转入胞内,将K^+移出胞外
　　　C. 能够结合 ATP 并水解 ATP
　　　D. 钠钾泵活动可造成膜两侧的离子势能储备
　　　E. 对于维持膜电压和细胞内外渗透压平衡起重要作用

23. 受体介导的胞吞作用不具有的特点是(　　　)。
　　　　A. 在细胞膜的特定区域进行　　　B. 形成有被小泡

　　C. 同时吸入大量的细胞外液　　　　D. 胞吞速率比液相胞饮快

　　E. 特异性强

四、不定项选择题

1. 影响膜流动性的因素有(　　)。

　　A. 膜脂脂肪酸链的长短　　　　B. 脂肪酸链的不饱和度　　C. 胆固醇含量

　　D. 卵磷脂/鞘磷脂的比值　　　　E. 膜蛋白

2. 下列关于脂质体的叙述正确的是(　　)。

　　A. 是一种单层脂分子所构成的人工膜

　　B. 是一种双层脂分子所构成的人工膜

　　C. 可用不同的膜脂来制备,还可以嵌入不同的膜蛋白

　　D. 可将裹入的 DNA 有效地导入细胞中

　　E. 可裹入不同的药物或酶,用于诊断和治疗多种疾病

3. 下列关于流动镶嵌模型叙述正确的是(　　)。

　　A. 认为流动的脂双层分子是构成膜的连续主体

　　B. 认为蛋白质是以不同程度镶嵌于脂质双层中的

　　C. 强调了膜的流动性和不对称性

　　D. 忽视了蛋白质分子对脂类分子流动性的控制作用

　　E. 忽视膜各部分流动性的不均一性

4. 细胞质膜的基本功能包括(　　)。

　　A. 为细胞提供相对稳定内环境

　　B. 选择性的物质运输

　　C. 介导细胞内外信号传导

　　D. 介导细胞与细胞、细胞与胞外基质之间的连接

　　E. 参与形成不同功能的细胞表面特化结构

5. 被动运输的特点为(　　)。

　　A. 顺浓度梯度运输　　　　B. 必须依赖膜上转运蛋白的帮助

　　C. 运输速度快　　　　　　D. 不消耗代谢能

　　E. 伴随膜的融合、重组、移位

6. 主动运输的特点为(　　)。

　　A. 逆浓度梯度运输　　　　B. 借助于载体蛋白的帮助

　　C. 是大分子跨膜运输的方式　　D. 消耗代谢能

　　E. 伴随膜的融合、重组、移位

7. 下列能通过简单扩散进行跨膜运输的物质有(　　)。

A. 尿素   B. H_2O C. N_2

D. 苯   E. 氨基酸

8. 下列属于易化扩散特征的是(　　)。

  A. 顺浓度梯度

  B. 需要消耗代谢能

  C. 转运蛋白与溶质分子特异性结合

  D. 通过载体蛋白构象改变帮助物质跨膜运输

  E. 具有饱和性

9. 细胞膜对小分子物质的运输方式有(　　)。

  A. 简单扩散   B. 通道扩散   C. 载体扩散

  D. 主动运输   E. 胞吐作用

10. 下列需要消耗代谢能的运输方式有(　　)。

  A. 简单扩散   B. 易化扩散   C. 通道扩散

  D. 主动运输   E. 膜泡运输

11. 下列需要借助膜上载体蛋白帮助的运输方式有(　　)。

  A. 简单扩散   B. 易化扩散   C. 通道扩散

  D. 主动运输   E. 被动运输

12. 离子跨膜运输的方式有(　　)。

  A. 简单扩散   B. 易化扩散   C. 通道扩散

  D. 主动运输   E. 膜泡运输

五、问答题

1. 简述生物膜的流动镶嵌模型的主要观点。

2. 细胞膜被动运输有哪些方式？各有何特点？

3. 膜的主动运输有哪些方式？

4. 试述细胞膜的基本特性及其影响因素。

5. 试以 Na^+-K^+ 泵为例说明细胞膜的主动转运过程。

6. 以细胞摄取胆固醇为例,说明受体介导的胞吞作用的过程。

参 考 答 案

一、名词解释

1. 细胞表面:是以质膜为主体,包括质膜和质膜外表面的细胞被以及质膜内侧的膜下溶胶层所构成的一个多功能复合体系。

2. 生物膜:细胞内的膜系统和细胞质膜统称为生物膜。

3. 单位膜:电镜下生物膜显示出两暗一明的 3 层结构,称为单位膜。

4. 被动运输:物质不消耗代谢能而顺浓度梯度跨膜运输的方式。

5. 载体扩散:物质借助于载体蛋白,顺浓度梯度,不消耗代谢能的跨膜运输方式。

6. 主动运输:由载体蛋白所介导的物质逆浓度梯度的跨膜运输方式。

7. 离子泵:膜上的一种跨膜蛋白,兼具载体和 ATP 酶的功能,能结合离子并水解 ATP,将离子跨膜泵到高浓度的一侧的运输方式。

8. 胞吞作用:由细胞膜表面发生内陷,把大分子和颗粒物质包围成小泡,脱离细胞膜进入细胞内的转运过程。

9. 吞噬作用:细胞摄取较大的固体颗粒或分子复合体的过程,如吞噬细菌和细胞碎片。

10. 胞饮作用:细胞摄取液体和溶质的过程。

11. 胞吐作用:细胞内的物质由膜包围成小泡通过细胞膜运出细胞的过程。

12. 配体:与细胞膜上特异性的受体蛋白结合,进而引起细胞内一系列生物学变化的化学信号分子,包括激素、细胞因子、神经递质等。

13. 膜受体:细胞膜上能与特定配体结合引起一系列细胞生物效应的特异性的蛋白质分子。

14. 膜抗原:高等动物细胞表面表示其属性的标志,分别表明细胞属于哪一个种族、哪一个个体、哪一种器官组织以及处于哪一个发育阶段。

二、填空题

1. 细胞被/糖被、质膜、膜下胞质溶胶。

2. 脂类、蛋白质、糖类、脂类、蛋白质。

3. 磷脂、胆固醇、糖脂、磷脂。

4. 磷酸甘油酯、鞘磷脂。

5. 兼性、极、非极。

6. 脂质体、药物。

7. 内在蛋白、外在蛋白、外在、内在、镶嵌。

8. 不对称性、流动性。

9. 液晶、相变。

10. 短、高。

11. 降低。

12. 单位膜模型、液态/流动镶嵌模型、晶格镶嵌模型、板块镶嵌模型、脂筏模型(任选 4 个)。

13. 被动运输、主动运输。

14. 胞吞作用、胞吐作用。

15. 简单扩散、通道扩散、载体扩散/易化扩散。

16. 吞噬作用、胞饮作用。

17. Na^+、K^+。

18. 受体、有被小窝。

19. 糖蛋白、糖脂(顺序不限)。

20. 糖蛋白、糖链、A、B、AB、O(顺序不限)。

21. 糖蛋白、脂蛋白、糖脂蛋白(顺序不限)。

22. 特异性、可饱和性、高度的亲和力、可逆性、特定的组织定位。

三、单项选择题

1. B　2. C　3. B　4. C　5. A　6. E　7. A　8. D　9. C　10. B　11. D　12. D　13. A　14. D　15. C　16. E　17. C　18. D　19. B　20. D　21. D　22. B　23. C

四、不定项选择题

1. ABCDE　2. BCDE　3. ABCDE　4. ABCDE　5. AD　6. ABD　7. ABCD　8. ACDE　9. ABCD　10. DE　11. BD　12. BCD

五、问答题

1. 流动的脂双分子层是构成膜的连续主体,蛋白质不同程度地镶嵌于脂质双层中,依据蛋白质在脂双层中的位置,将其分为外在蛋白和内在蛋白。主要强调膜的流动性和膜蛋白分布的不对称性。

2. 被动运输是物质顺浓度梯度,不消耗代谢能的运输方式。依据物质穿膜的方式不同又可分为:简单扩散、通道扩散和载体扩散等。简单扩散为疏水的小分子或不带电荷的小的极性分子直接穿过脂质双层运输,不需要膜蛋白的协助。通道扩散为极性分子经过膜上转运蛋白结构中形成的含水通道穿膜运输的方式。有的通道是连续开放的,而大部分通道为闸门通道,在膜电压改变、化学信号或压力刺激后才能开启。载体扩散又称易化扩散,它是物质与膜上特异性的载体蛋白结合,通过载体蛋白构象的改变实现跨膜运输的方式。

3. 主动运输为物质在载体蛋白的帮助下逆浓度梯度跨膜运输的方式,转运过程中需要消耗代谢能。常见的主动运输形式有离子泵和离子梯度驱动的主动运输。离子泵为膜上的一种跨膜蛋白,兼具载体和 ATP 酶的功能,能结合离子并水解 ATP,将离子泵到高浓度的一侧。动物细胞膜上重要的离子泵有钠钾泵、钙泵等。离子梯度驱动的主动运输是借助于离子泵工作所形成的浓度梯度,物质与离子由同一种载体蛋白结合协同运输的方式。如小肠上皮细胞对葡萄糖和氨基酸的不断吸收。

4. 细胞质膜具有不对称性和流动性。细胞膜的不对称性是由膜脂分布的不对称性和膜蛋白分布的不对称性所决定的。细胞膜的流动性是由膜内部脂质分子和蛋白质分子的运动所决定的。影响膜流动性的因素有膜脂脂肪酸链的长短与不饱和度、胆固醇含量、卵磷脂/鞘磷脂的比值、膜蛋白等。

5. Na^+-K^+ 泵是膜上的一种跨膜蛋白,由 2 个 α 亚基和 2 个 β 亚基组成,可以作为载体结合 Na^+ 和 K^+,同时又具有 ATP 酶的活性,能结合并水解 ATP,将 Na^+ 逆浓度梯度泵出胞外,而把 K^+ 泵入胞内。Na^+-K^+ 泵每消耗一个 ATP 分子,可以泵出 3 个 Na^+ 和泵进 2 个 K^+,其对于调节细胞内外离子浓度,维持膜电位以及细胞渗透压平衡等起到非常重要的作用。

6. 血中的胆固醇与磷脂和蛋白质结合以低密度脂蛋白(LDL)颗粒的形式存在和运输。当细胞需要利用胆固醇时,LDL 与细胞膜上有被小窝处的 LDL 受体结合,有被小窝不断内陷入细胞内,与细胞膜脱离形成有被小泡。有被小泡脱去衣被,并与胞内体融合,胞内体膜上有质子泵,使囊泡内 pH 降低,引起 LDL 与受体分离,受体随转移囊泡返回细胞膜,含有 LDL 的小泡与溶酶体融合,LDL 被水解,释放出胆固醇和脂肪酸供细胞利用。

（宫　磊）

第四章 内膜系统

本章学习要点

内膜系统普遍存在于真核细胞中,是指细胞内在结构、功能和发生上具有一定联系的膜相结构的总称。本章主要介绍内质网、高尔基复合体、溶酶体、过氧化物酶体。

内质网由一层单位膜形成,有管状、泡状、扁平囊状 3 种基本形态,相互连接形成一个连续的网状膜系统。粗面内质网上有核糖体附着,可进行多肽链的合成,多肽链在信号肽的引导下进入内质网腔,再进行糖基化、磷酸化、剪切修饰等加工进程。光面内质网的主要功能有脂类合成与运输、糖原的合成与分解、药物代谢与解毒等。

高尔基复合体是由一层单位膜包围而成的复杂的囊泡系统,电镜下由小囊泡、顺面管网结构、扁平囊(顺面囊、中扁囊、反面囊)、反面管网结构和大囊泡组成。高尔基复合体为极性细胞器,其扁平囊的两面朝向固定,顺面即形成面(未成熟面),反面即成熟面(分泌面)。高尔基复合体的主要功能为对蛋白质进一步糖基化及糖链的修饰,对多肽链进行水解加工,将蛋白质进行分拣与运输。溶酶体酶蛋白是以甘露糖-6-磷酸作为分选信号的,以有被小泡的形式,从高尔基复合体以出芽方式运出,最终成为初级溶酶体。

溶酶体是一层单位膜包围而成的囊泡状结构,多呈圆形或椭圆形。溶酶体内含 60 多种水解酶,大多为酸性水解酶。此后与水解的底物融合形成次级溶酶体,含有残余底物的溶酶体称为残余小体。溶酶体的主要功能有:消化作用、自溶作用、胞外消化。溶酶体与某些职业病有关,如矽肺。遗传因素导致溶酶体缺乏某种酶可引起代谢障碍性疾病。

过氧化物酶体是一层单位膜包裹而成的囊泡状细胞器。内含 40 多种氧化酶,过氧化氢酶是其标志酶。

复习思考题

一、名词解释

1. 细胞内膜系统（Endomembrane System）；
2. 自噬体（Autophagosome）；
3. 粗面内质网（Rough Endoplasmic Reticulum，rER）；
4. 自溶作用（Autocytolysis）；
5. 异噬作用（Heterophagy）；
6. 初级溶酶体（Primary Lysosome）；
7. 次级溶酶体（Secondary Lysosome）；
8. 信号肽（Signal Peptide）；
9. 光面内质网（Smooth Endoplasmic Reticulum，sER）；
10. 蛋白质糖基化（Protein Glycosylation）；
11. 高尔基复合体（Golgi Complex）。

二、填空题

1. 内膜系统一般包括：_____、_____、_____、_____和_____等及各种小泡和液泡。

2. 内质网是由_____层单位膜围成的细胞器，根据其表面有无核糖体附着，分为_____和_____两大类。

3. 粗面内质网的特征为膜的外表面粗糙，附着大量的_____。

4. 光面内质网其特征为膜的外表面_____，无_____附着。

5. 粗面内质网膜上的核糖体，合成的主要是_____蛋白质，游离于细胞质中的核糖体合成的主要是_____蛋白质。

6. 糖原的合成与分解与_____有关。

7. 高尔基体膜囊区从顺面到反面可分为：_____、_____、中扁囊、_____、_____5个部分。

8. 电镜下，高尔基复合体是由_____层单位膜围成的结构，包括：_____、_____和_____3种基本形态。

9. 高尔基扁平囊有极性，靠近细胞中心而面向细胞核的为_____，靠近细胞膜的为_____。

10. 高尔基复合体小囊泡主要分布于扁平囊的_____面，大囊泡多见于

_____面。

11. O-连接寡聚糖蛋白主要或全部是在_____内合成的。

12. 溶酶体内的酶蛋白来自于_____,溶酶体的膜来自于_____。

13. 溶酶体内含有_____余种水解酶,其中绝大多数为_____酶。

14. 根据次级溶酶体作用底物的来源和种类不同,含底物的小泡分为:_____、_____和_____3类。

15. 初级溶酶体内含有_____活性的水解酶,也没有_____和消化产物。

16. 次级溶酶体除含有已被激活的消化酶外,还有_____和_____。

17. 溶酶体的主要功能有:_____、_____、_____。

18. 细胞内溶酶体的消化作用根据物质来源不同,分为:_____、_____和_____。

19. 光面内质网的功能有:_____、_____、_____。

20. 矽肺是粉尘作业工人的一种职业病,其病因与细胞中_____的异噬作用有关。

21. 过氧化物酶体含有多种酶,其中_____是其标志酶。

三、单项选择题

1. 下列哪一种结构不属于细胞内膜系统?(　　　)。
   A. 溶酶体　　　　　　　　B. 核膜　　　　　　　　C. 内质网
   D. 高尔基复合体　　　　　E. 线粒体

2. 内质网的化学成分主要是(　　　)。
   A. 脂类、蛋白质　　　　　B. RNA、蛋白质　　　　C. RNA、脂类、蛋白质
   D. DNA、脂类、蛋白质　　E. DNA、RNA、脂类、蛋白质

3. 关于粗面内质网下列叙述错误的是(　　　)。
   A. 粗面内质网表面附着大量核糖体　　B. 粗面内质网常与核膜相接
   C. 粗面内质网多呈扁囊状　　　　　　D. 粗面内质网来自于光面内质网
   E. 粗面内质网与光面内质网可连接相通

4. 关于光面内质网下列叙述正确的是(　　　)。
   A. 光面内质网是由两层单位膜围成的管状泡状内质网
   B. 光面内质网的主要成分是 DNA、脂类、蛋白质
   C. 光面内质网可进行脂类的合成和运输
   D. 光面内质网的主要功能是合成蛋白质
   E. 大多数细胞中光面内质网数量较多

5. 关于信号肽,下列哪项叙述有误?（　　）。

A. 位置是多肽链的—NH₂端　B. 可与信号识别颗粒相互作用而结合

C. 由 18～30 个氨基酸组成　　D. 所含氨基酸均为亲水氨基酸

E. 由分泌蛋白的 mRNA 分子中的信号密码翻译而来

6. 粗面内质网(rER)的功能是（　　）。

A. 作为核糖体的附着支架　B. 参与脂类代谢　　C. 参与能量代谢

D. 形成溶酶体　　　　　　E. 参与糖原分解及解毒作用

7. 光面内质网不参与下列哪种过程?（　　）。

A. 脂类合成　　　　　　B. 脂类代谢　　　　　C. 糖原的合成和分解

D. 解毒代谢　　　　　　E. 蛋白质糖基化反应

8. 下列细胞中光面内质网发达的是（　　）。

A. 肾上腺皮质细胞　　　B. 肌细胞　　　　　　C. 浆细胞

D. 红细胞　　　　　　　E. 干细胞

9. 有核糖体附着的微粒体来源于（　　）。

A. 光面内质网　　　　　B. 过氧化物酶体　　　C. 溶酶体

D. 高尔基体　　　　　　E. 粗面内质网

10. 粗面内质网的标志酶是（　　）。

A. 酸性水解酶　　　　　B. 糖基转移酶　　　　C. 过氧化物酶

D. 氧化酶　　　　　　　E. 葡萄糖-6-磷酸酶

11. 信号识别颗粒(SRP)的组成是（　　）。

A. DNA 和蛋白质　　　　B. RNA 和蛋白质　　　C. 糖蛋白

D. 脂蛋白　　　　　　　E. DNA 和 RNA

12. 蛋白质合成结束后初步糖基化发生在（　　）。

A. 粗面内质网　　　　　B. 光面内质网　　　　C. 高尔基复合体

D. 核糖体　　　　　　　E. 初级溶酶体

13. 糖蛋白被进一步糖基化和进行糖链修饰发生在（　　）。

A. 粗面内质网　　　　　B. 光面内质网　　　　C. 高尔基复合体

D. 核糖体　　　　　　　E. 初级溶酶体

14. 位于高尔基复合体形成面的囊泡称为（　　）。

A. 有被小泡　　　　　　B. 无被小泡　　　　　C. 扁平囊

D. 大囊泡　　　　　　　E. 小囊泡

15. 位于高尔基复合体成熟面的囊泡称为（　　）。

A. 小囊泡　　　　　　　B. 大囊泡　　　　　　C. 扁平囊

D. 有被小泡　　　　　　E. 无被小泡

16. 高尔基复合体的转运小泡来自于(　　　)。

　　A. 核膜　　　　　　　　　　B. 质膜　　　　　　　　　C. 内质网

　　D. 溶酶体　　　　　　　　　E. 过氧化物酶体

17. 高尔基复合体的功能是(　　　)。

　　A. 参与能量代谢　　　　　　B. 参与脂类代谢

　　C. 合成酶原颗粒及抗体　　　D. 参与细胞的分泌活动及溶酶体的形成

　　E. 参与糖原分解及解毒作用

18. 在一个生长迅速、蛋白质合成旺盛的细胞中,下列哪种结构比较发达?
(　　　)。

　　A. 溶酶体　　　　　　　　　B. 中心体　　　　　　　　C. 高尔基体

　　D. 游离核糖体　　　　　　　E. 附着核糖体

19. 高尔基复合体内蛋白的 O-连接糖基化,寡糖连接在(　　　)上。

　　A. 丝氨酸残基　　　　　　　B. 酪氨酸残基　　　　　　C. 色氨酸残基

　　D. 天冬酰胺残基　　　　　　E. 任何氨基酸残基

20. 溶酶体酶在高尔基体被分选的标志是(　　　)。

　　A. 葡萄糖-6-磷酸　　　　　B. 6-磷酸甘露糖　　　　　C. 端信号肽序列

　　D. 甘露糖　　　　　　　　　E. N 端信号肽序列

21. 细胞内蛋白质分选的主要部位在高尔基体的(　　　)。

　　A. 顺面管网区　　　　　　　B. 中间膜囊区　　　　　　C. 反面膜囊区

　　D. 反面管网区　　　　　　　E. 有被小泡

22. 细胞的分泌活动中,分泌蛋白的合成、加工、运输过程的顺序为(　　　)。

　　A. 粗面内质网→高尔基复合体→细胞外

　　B. 高尔基复合体→分泌泡→细胞膜→细胞外

　　C. 粗面内质网→高尔基复合体→分泌泡→细胞膜→细胞外

　　D. 高尔基复合体小囊泡→扁平囊→大囊泡→分泌泡→细胞膜→细胞外

　　E. 高尔基复合体分泌泡→扁平囊→小囊泡→细胞膜→细胞外

23. 初级溶酶体来源于(　　　)。

　　A. 线粒体与高尔基复合体　　B. 粗面内质网与高尔基复合体

　　C. 光面内质网与高尔基复合体D. 核膜与内质网

　　E. 粗面内质网与光面内质网

24. 溶酶体内所含有的酶为(　　　)。

　　A. 碱性水解酶　　　　　　　B. 中性水解酶　　　　　　C. 酸性水解酶

　　D. 氧化磷酸化酶　　　　　　E. 磷酸酶

25. 初级溶酶体中的酸性水解酶来自于(　　　)。

　　A. 光面内质网　　　　　　　B. 高尔基复合体　　　C. 线粒体

　　D. 核糖体　　　　　　　　　E. 粗面内质网

26. 细胞内行使消化功能的细胞器是(　　)。

　　A. 内质网　　　　　　　　　B. 高尔基复合体　　　C. 线粒体

　　D. 溶酶体　　　　　　　　　E. 过氧化物酶体

27. 初级溶酶体与次级溶酶体的区别在于(　　)。

　　A. 初级溶酶体不含有作用底物　　B. 初级溶酶体不含有水解酶

　　C. 初级溶酶体中的水解酶不成熟　D. 初级溶酶体含作用产物

　　E. 初级溶酶体比次级溶酶体大

28. 对自溶作用的叙述下列哪项是正确的?(　　)。

　　A. 溶酶体分解胞内营养颗粒　　　B. 对细胞结构的消化分解

　　C. 对细菌颗粒的消化分解　　　　D. 对细胞外部物质的消化分解

　　E. 细胞本身被水解酶消化分解

29. 下列哪项属于溶酶体的异噬作用?(　　)。

　　A. 消化细胞自身衰老细胞器或细胞内物质的过程

　　B. 消化细胞内的线粒体、内质网碎片的过程

　　C. 溶酶体之间相互吞噬,降解过剩溶酶体的过程

　　D. 消化吞噬体的过程

　　E. 细胞本身被水解酶消化分解

30. 关于溶酶体的功能下列叙述错误的是(　　)。

　　A. 参与细胞内消化　　　　　　B. 可降解过剩的细胞器

　　C. 参与受精过程　　　　　　　D. 具有解毒的作用

　　E. 青蛙变态发育阶段尾巴逐渐消失是溶酶体自溶作用的结果

31. 过氧化物酶体内所含有的主要酶为(　　)。

　　A. 碱性水解酶　　　　　　　　B. 氧化酶　　　　　C. 酸性水解酶

　　D. 蛋白水解酶　　　　　　　　E. 磷酸酶

32. 过氧化物酶体的标志酶是(　　)。

　　A. 过氧化氢酶　　　　　　　　B. 尿酸氧化酶　　　C. L-氨基酸氧化酶

　　D. L-羟基酸氧化酶　　　　　　E. 糖基转移酶

33. 与合成分泌蛋白有关的细胞器是(　　)。

　　A. 光面内质网　　　　　　　　B. 游离核糖体　　　C. 粗面内质网

　　D. 高尔基复合体　　　　　　　E. 溶酶体

34. 真核细胞内生命活动的控制中心是(　　)。

　　A. 内质网　　　　　　　　　　B. 高尔基复合体　　C. 细胞核

　　D. 溶酶体　　　　　　　　　　E. 线粒体

35. 直接为细胞提供能量的物质是(　　　)。

　　A. 蛋白质　　　　　　　B. 葡萄糖　　　　　　C. 脂肪

　　D. ATP　　　　　　　　E. 糖类

36. 核膜在结构上与下列哪种细胞器相连接?(　　　)。

　　A. 内质网　　　　　　　B. 高尔基复合体　　　　C. 线粒体

　　D. 溶酶体　　　　　　　E. 过氧化物酶体

37. 细胞内蛋白质的分选主要部位在高尔基复合体的(　　　)。

　　A. 顺面管网　　　　　　　B. 顺面囊　　　　　　C. 中扁囊

　　D. 反面囊　　　　　　　　E. 反面管网

38. 溶酶体在高尔基复合体上被分选是因为(　　　)被磷酸化。

　　A. 葡萄糖　　　　　　　　B. 甘露糖　　　　　　C. 半乳糖

　　D. 唾液酸　　　　　　　　E. 果糖

39. 高尔基复合体的顺面融合的小泡来自于(　　　)。

　　A. 光面内质网　　　　　　B. 溶酶体　　　　　　C. 细胞膜

　　D. 粗面内质网　　　　　　E. 核糖体

40. 溶酶体的最适 pH 值为(　　　)。

　　A. 1　　　　　　　　　　B. 3　　　　　　　　　C. 5

　　D. 7　　　　　　　　　　E. 9

41. 维持溶酶体内 pH 环境主要依靠溶酶体膜上的(　　　)。

　　A. Na^+-K^+泵　　　　　　B. Ca^{2+}泵　　　　　　C. 受体

　　D. 糖类　　　　　　　　　E. H^+泵

42. 哺乳动物精子顶体实际上是一种特化的(　　　)。

　　A. 纤毛　　　　　　　　　B. 微管　　　　　　　C. 线粒体

　　D. 溶酶体　　　　　　　　E. 分泌泡

43. 下列能够进行氧化还原反应的细胞器有(　　　)。

　　A. 粗面内质网　　　　　　B. 溶酶体　　　　　　C. 光面内质网

　　D. 过氧化物酶体　　　　　E. 高尔基体

44. SRP 存在与细胞质基质中,其相应的受体存在于(　　　)。

　　A. 高尔基体膜　　　　　　B. 光面内质网膜　　　　C. 核糖体

　　D. 细胞膜　　　　　　　　E. 粗面内质网膜

45. 微粒体是下列哪种结构经过离心形成的?(　　　)。

　　A. 内质网　　　　　　　　B. 高尔基体　　　　　　C. 细胞核

　　D. 细胞膜　　　　　　　　E. 微体

四、不定项选择题

1. 蛋白质的修饰行为包括（　　）。
   A. 糖基化　　　　　　　　　B. 甲基化　　　　　　　　C. 二硫键的形成
   D. 蛋白质的正确折叠装配　　E. 切除信号肽

2. 关于粗面内质网与光面内质网的说法正确的是（　　）。
   A. 两者形态差别很大，但功能相似
   B. 有的细胞中只有粗面内质网，没有光面内质网
   C. 细胞分泌活动旺盛，粗面内质网数量增加
   D. 分化完善的细胞，粗面内质网较发达
   E. 光面内质网与糖原的合成有关

3. 高尔基复合体的功能有（　　）。
   A. 蛋白质的合成　　　　　　B. 糖类的合成
   C. 蛋白质的分拣和运输　　　D. 蛋白质的加工和修饰
   E. 脂类的合成和运输

4. 次级溶酶体中水解的底物小泡包括（　　）。
   A. 内吞体　　　　　　　　　B. 自噬体　　　　　　　　C. 残余小体
   D. 吞噬体　　　　　　　　　E. 含铁小体

5. 溶酶体酶蛋白在高尔基复合体中的分拣和运输涉及几个重要的化学物质有（　　）。
   A. 甘露糖-6-磷酸（M6P）　　B. 甘露糖-6-磷酸受体
   C. 信号识别颗粒（SRP）　　　D. 信号肽
   E. 笼形蛋白

6. 高尔基体的形态结构组成有（　　）。
   A. 形成面　　　　　　　　　B. 成熟面　　　　　　　　C. 扁平囊
   D. 运输小泡　　　　　　　　E. 分泌泡

7. 高尔基体在细胞内的数目和分布与下列哪些因素相关？（　　）。
   A. 细胞新陈代谢程度　　　　B. 细胞的分泌功能　　C. 细胞的分化程度
   D. 细胞的大小　　　　　　　E. 与上述因素均无关

五、问答题

1. 粗面内质网的结构特点以及在细胞中的作用是什么？
2. 光面内质网的主要作用是什么？
3. 高尔基复合体是由哪几部分组成？其主要功能是什么？

4. 溶酶体有何特点? 在细胞中的作用有哪些?

5. 简述分泌蛋白的运输过程。

6. 简述粗面内质网上附着核糖体与蛋白质的跨膜移位过程。

参 考 答 案

一、名词解释

1. 细胞内膜系统:是指细胞质内在形态结构、功能和发生上具有相互联系的膜相结构的总称,包括核膜、内质网、高尔基复合体等。

2. 自噬体:细胞内衰老及病理损伤的细胞器被来自光面内质网或高尔基复合体的膜所包裹,形成囊泡状结构,称为自噬体。

3. 粗面内质网:膜表面有核糖体附着,表面粗糙的内质网称粗面内质网。

4. 自溶作用:在一定条件下,溶酶体膜破裂,水解酶溢出致使细胞本身被消化分解的过程。

5. 异噬作用:溶酶体对外源性异物的消化分解过程。

6. 初级溶酶体:由高尔基复合体反面扁平囊芽生而来的新生溶酶体,体积较小,含有无活性水解酶,没有作用底物及消化产物。

7. 次级溶酶体:由初级溶酶体和各种含有消化底物的囊泡状结构融合而成的结构。含有已被激活的消化酶、作用底物和消化产物。

8. 信号肽:附着核糖体所合成的多肽链在—NH_2 端有一段由 $15\sim30$ 疏水氨基酸残基为主构成的肽段,称为信号肽。这一肽段作"引导者"指引核糖体与粗面内质网膜结合,并决定新生肽链跨膜进入粗面内质网腔。

9. 光面内质网:一些表面无核糖体附着,而显得光滑的内质网称光面内质网。

10. 蛋白质糖基化:是指在糖基转移酶催化下,寡聚糖链与蛋白质的氨基酸残基共价连接形成糖蛋白的过程为蛋白质糖基化。

11. 高尔基复合体:是内膜系统中对蛋白质进行加工修饰、分类包装和运输的重要场所。

二、填空题

1. 核膜、内质网、高尔基、溶酶体、过氧化物酶体(内体)。

2. 一、粗面内质网、光面内质网。

3. 核糖体。

4. 光滑、核糖体。

5. 分泌性、结构性。

6. 光面内质网。

7. 顺面管网结构、顺面囊、反面囊、反面管网结构。

8. 一、小囊泡、扁平囊、大囊泡。

9. 形成面(顺面)、成熟面(反面)。

10. 形成、成熟。

11. 高尔基复合体。

12. 粗面内质网、高尔基复合体。

13. 60、酸性水解。

14. 内吞体、自噬体、吞噬体。

15. 无、作用底物。

16. 作用底物、消化产物。

17. 正常的消化作用、自溶作用、胞外消化。

18. 异噬作用、自噬作用、自溶作用。

19. 合成和运输脂类、合成和分解糖元、参与药物代谢和解毒。

20. 溶酶体。

21. 过氧化氢酶。

三、单项选择题

1. E　2. A　3. D　4. C　5. D　6. A　7. E　8. A　9. E　10. E　11. B　12. A　13. C　14. E　15. B　16. C　17. D　18. C　19. A　20. B　21. D　22. C　23. B　24. C　25. B　26. D　27. A　28. E　29. D　30. D　31. B　32. A　33. C　34. C　35. D　36. A　37. E　38. B　39. D　40. C　41. E　42. D　43. D　44. E　45. A

四、不定项选择题

1. ABCDE　2. CDE　3. CD　4. ABD　5. ABE　6. ABCDE　7. BC

五、问答题

1. 粗面内质网是由一层单位膜围成的扁囊状内质网,其特点为在膜的外表面附着大量的核糖体。糙面内质网的主要功能有:(1) 核糖体的附着与蛋白质合成;(2) 蛋白质糖基化;(3) 内质网腔中蛋白质的其他修饰行为。

2. 光面内质网的主要功能有:(1) 参与脂质的合成和运输;(2) 与糖原的合成和分解;(3) 药物代谢与解毒作用;(4) 与 Ca^{2+} 的储存与肌肉收缩有关等。

3. 电子显微镜下可见高尔基复合体由一层单位膜围成的泡状复合结构,形态上可分为扁平囊、小囊泡、大囊泡 3 部分。主要功能有:(1) 蛋白质的糖基化及糖链的修饰;(2) 蛋白质的水解;(3) 蛋白质的分拣与运输。

4. 溶酶体是由一层单位膜围成的球形或卵圆形结构,溶酶体含有丰富的水解酶,其标志酶为酸性磷酸酶。溶酶体的基本功能是酶解消化作用。它既可对吞噬入胞的异源物质如细菌、病毒等进行消化分解,也可对细胞内自噬的衰亡细胞器、营养颗粒等物质进行消化分解,称为细胞内消化,同时机体中细胞的生理性自溶及精卵结合也与溶酶体有关。

5. 分泌蛋白的运输过程包括 6 个阶段:(1) 分泌型蛋白质的合成和蛋白质跨膜转运;(2) 分泌蛋白在内质网腔内运输、蛋白质糖基化等粗加工和贮存;(3) 分泌蛋白以小泡形成脱离粗面内质网移向高尔基复合体,与其顺面扁平囊融合;(4)分泌蛋白在高尔基复合体的扁平囊内进行加工,然后以大囊泡的形式进入细胞质;(5)大囊泡进一步浓缩、发育成分泌泡,向质膜移动,等待释放;(6)分泌泡与质膜融合,将分泌蛋白释放出胞外。

　　6.(1)游离的核糖体合成信号肽;(2)信号肽与 SRP 结合,导致翻译暂时停止;(3)SRP 与 SRP 受体结合,使肽链合成重新启动;(4)核糖体与核糖体连接蛋白结合成为附着核糖体;(5)SRP 与 SRP 受体分离,SRP 循环回细胞质;(6)信号肽被受体识别并被引导跨膜,移位进入内质网腔。

（朱晓蕾）

第五章　细胞骨架系统

本章学习要点

真核细胞中,与细胞形态结构有关的一些蛋白质纤维网状系统统称为细胞骨架。通常所说的细胞骨架主要指细胞质骨架。细胞质骨架是指细胞质内由微管、微丝、中间丝3种蛋白纤维组成的网状结构系统。

微管是中空管状蛋白纤维,其管壁由13条原纤维并列围成管状。微管的主要成分为α微管蛋白、β微管蛋白和γ微管蛋白以及一些微管结合蛋白。α微管蛋白和β微管蛋白以异二聚体的形式存在,构成微管的基本亚单位。微管的体外装配有踏车现象,微管的聚合解聚受到秋水仙素等药物影响。微管的结构和功能的差异主要取决于微管结合蛋白的不同。微管的主要功能有:构成细胞内的网状支架,支持和维持细胞形态;构成中心粒、纤毛和鞭毛;维持细胞内细胞器的定位和分布;为胞内物质运输提供轨道。

微丝为实心纤维,成束或弥散分布。微丝由G肌动蛋白构成,G肌动蛋白为肌动蛋白单体,呈哑铃形。由G肌动蛋白单体形成的多聚体为F肌动蛋白即丝形肌动蛋白。微丝为极性组装,体外装配也有踏车现象。微丝主要功能为支撑作用,参与细胞运动及信息传递。

中间丝为中空管状结构,结构稳定,分布具有高度的组织特异性。

复习思考题

一、名词解释

1. 细胞骨架(Cytoskeleton);
2. 微管(Microtubule);
3. 微丝(Microfilament);
4. 中间丝(Intermediate Filament);
5. 踏车现象(Treadmilling)。

二、填空题

1. 细胞质骨架包括：_____、_____和_____。它为_____细胞所特有。

2. 细胞中微管的存在形式有：_____、_____、_____。

3. 由微管构成的细胞器有：_____、_____和_____。

4. 微管组织中心决定细胞微管的极性,微管的_____指向微管组织中心,_____离开微管组织中心。

三、单项选择题

1. 细胞运动与下列哪项有关?（   ）。
   A. 细胞骨架　　　　　B. 核糖体　　　　　C. 溶酶体
   D. 内质网　　　　　　E. 细胞内膜系统

2. 微管由几条微管蛋白原纤维构成?（   ）。
   A. 8　　　　　　　　　B. 9　　　　　　　　C. 12
   D. 13　　　　　　　　 E. 15

3. 组成微管二聚体的微管蛋白是（   ）。
   A. 2个α　　　　　　　B. 2个β　　　　　　C. α和β
   D. α和γ　　　　　　　E. β和γ

4. 下列由异二聚体蛋白质纤维组成的细胞器是（   ）。
   A. 微管　　　　　　　B. 微丝　　　　　　C. 中间丝
   D. 以上都是　　　　　E. 以上都不是

5. 下列不能构成中间纤维的成分是（   ）。
   A. 角蛋白纤维　　　　B. 核纤层蛋白　　　C. 波形蛋白样纤维
   D. 肌球蛋白　　　　　E. 神经元纤维

6. 动物细胞的微管组织中心是（   ）。
   A. 线粒体　　　　　　B. 染色体　　　　　C. 细胞核
   D. 核糖体　　　　　　E. 中心体

7. 组成微丝的基本单位是（   ）。
   A. 网格蛋白　　　　　B. α微管蛋白　　　 C. 肌动蛋白
   D. β微管蛋白　　　　 E. 肌球蛋白

8. 微管主要是由哪类蛋白组成?（   ）。
   A. 组蛋白　　　　　　B. 非组蛋白　　　　C. 肌球蛋白
   D. 微管结合蛋白　　　E. 微管蛋白

9. 鞭毛的鞭杆中微管的排列方式是(　　)。

　　A. 9+0　　　　　　　　　B. 9+1　　　　　　　C. 9+2

　　D. 9+3　　　　　　　　　E. 9×2

10. 秋水仙素的作用是(　　)。

　　A. 使微管解聚　　　　　　B. 使微管聚合　　　　C. 使微丝解聚

　　D. 使肌动蛋白聚合　　　　E. 使肌动蛋白解聚

11. 非细胞骨架的组成是(　　)。

　　A. 微管　　　　　　　　　B. 微丝　　　　　　　C. 中心粒

　　D. 中间丝　　　　　　　　E. 肌球蛋白纤维

12. 中心粒中微管的组成是(　　)。

　　A. 9 束 3 联管　　　　　　B. 9 束 2 联管　　　　C. 13 束 3 联管

　　D. 13 束 2 联管　　　　　E. 以上都是

13. 下列由微管构成的结构是(　　)。

　　A. 收缩环　　　　　　　　B. 核纤层　　　　　　C. 肌纤维

　　D. 微绒毛　　　　　　　　E. 纺锤体

14. 下列由二联管构成的结构是(　　)。

　　A. 纤毛　　　　　　　　　B. 基体　　　　　　　C. 中心粒

　　D. 微绒毛　　　　　　　　E. 纺锤体

四、不定项选择题

1. 微管在细胞中可形成一定结构的细胞器,如(　　)。

　　A. 中心体　　　　　　　　B. 纤毛　　　　　　　C. 鞭毛

　　D. 微绒毛　　　　　　　　E. 线状伪足

2. 下列哪些细胞活动与微丝的功能有关?(　　)。

　　A. 变形运动　　　　　　　B. 细胞分裂　　　　　C. 肌肉收缩

　　D. 膜泡运输　　　　　　　E. 染色体极向运动

3. 下列哪些药物可抑制微管微丝的聚合?(　　)。

　　A. 秋水仙素　　　　　　　B. 长春新碱　　　　　C. 紫杉酚

　　D. 细胞松弛素　　　　　　E. 鬼笔环肽

4. 有丝分裂器的构成包括(　　)。

　　A. 着丝粒　　　　　　　　B. 中心粒　　　　　　C. 中间体

　　D. 纺锤体　　　　　　　　E. 染色体

5. 下列哪些细胞器具有极性?(　　)。

　　A. 微管　　　　　　　　　B. 微丝　　　　　　　C. 中间丝

　　　　D. 高尔基体　　　　　　　　E. 线粒体
　　6. 细胞中的微管可以以（　　　）形式存在。
　　　　A. 单管　　　　　　　　　　B. 二联管　　　　　　　C. 三联管
　　　　D. 四联管　　　　　　　　　E. 五联管
　　7. 抑制微管聚合的因素有（　　　）。
　　　　A. pH 值　　　　　　　　　　B. 温度　　　　　　　　Ca^{2+} 离子
　　　　D. 秋水仙素　　　　　　　　E. 长春碱

五、问答题

　　1. 什么是细胞骨架？它包括哪些组成部分？
　　2. 细胞质骨架的主要功能是什么？
　　3. 简述微管和中心体的组成。
　　4. 简述微管的功能。
　　5. 简述微管的组装过程。

参 考 答 案

一、名词解释

　　1. 细胞骨架：细胞骨架是真核细胞细胞质中由蛋白质纤维组成的网状结构系统。包括微管、微丝、中间丝。
　　2. 微管：是真核细胞中特有的微细管状（直径为 24～26 nm），其管壁由 13 条原纤维围成管状，每条原纤维由微管蛋白 α、β 两个亚基相间排列而成长柱状纤维。
　　3. 微丝：是真核细胞中特有的一类由蛋白纤维组成的实心结构（直径为 5～7 nm）。主要由肌动蛋白和肌球蛋白组成。
　　4. 中间丝：是细胞骨架中一类最稳定的空心纤维结构，其直径介于微管和微丝之间，其成分具有高度种属和组织特异性。
　　5. 踏车现象：微丝或微管在一定条件下，其正端有亚基不断地添加的同时，负端有亚基不断地脱落，使一端延长而另一端缩短的交替现象。

二、填空题

　　1. 微管、微丝、中间丝、真核。
　　2. 单管、二联管、三联管。
　　3. 中心粒、纤毛、鞭毛。
　　4. 负端、正端。

三、单项选择题

1. A　2. D　3. C　4. A　5. D　6. E　7. C　8. E　9. C　10. A　11. E　12. A　13. E　14. A

四、不定项选择题

1. ABC　2. ABC　3. ABD　4. BDE　5. ABD　6. ABC　7. ABCDE

五、问答题

1. 细胞骨架是真核细胞所特有的，由蛋白质纤维组成的一类网状结构系统，包括微管、微丝、中间丝。

2.（1）支撑作用；（2）运动作用；（3）信息传递；（4）物质运输。

3. α微管蛋白和β微管蛋白形成异二聚体，其首尾相连形成原纤维，13根原纤维围成一周形成微管。三个单管形成三联管，由内向外编号为 A、B、C 管。九束三联管环列形成圆柱形小体。两个圆柱形小体彼此相互垂直排列形成中心粒，中心粒和其外围的中心球构成中心体。

4.（1）组织形成鞭毛和纤毛；（2）参与细胞有丝分裂；（3）是细胞微管组织中心；（4）有ATP 酶，为细胞运动和染色体移动提供能量。

5. 增长的微管末端有微管蛋白-GTP 帽，在组装期间或组装后 GTP 水解，微管蛋白-GDP 易从末端脱落，微管解聚。当 ATP 浓度高时，微管聚合，否则反之。

（朱晓蕾）

第六章　核　糖　体

本章学习要点

核糖体是细胞中合成蛋白质的场所。核糖体呈不规则颗粒状,由大、小亚基聚合而成。大、小亚基之间可因环境条件和生理状态的改变而发生聚合或解离。合成蛋白质时,大小亚基聚合,多个核糖体同时结合在一个 mRNA 分子上进行蛋白质合成,形成多聚核糖体。核糖体的重要活性部位有 mRNA 结合位、A 位(氨酰 tRNA 结合位)、P 位(肽基 tRNA 结合位)、转肽酶部位、GTP 酶位、中央管与出口位等。

核糖体可分为:原核细胞核糖体、真核细胞细胞质核糖体、真核细胞细胞器核糖体(叶绿体核糖体、线粒体核糖体)。核糖体由 rRNA 与蛋白质组成,其中,原核细胞核糖体为 70S,由 3 种 rRNA(5S、23S、16S)和大约 55 种蛋白质组成;真核细胞细胞质核糖体为 80S,由 4 种 rRNA(5S、5.8S、18S、28S)和大约 83 种蛋白质组成。

核糖体中 rRNA 为单链,但局部区域可与自身内部的碱基相互配对形成双链配对区,呈干状;另一些无法配对的区域呈环状结构,与配对区相间排列,在此基础上,rRNA 进一步形成特定的空间结构。蛋白质分子通过识别 rRNA 特定的碱基序列而定位在特定的空间位置上。

核糖体上具有一系列与蛋白质合成有关的结合位点与催化位点,其中转肽酶部位位于大亚基上,具有催化肽键形成的功能,而起催化作用的主要是大亚基中的 23S rRNA。

在核糖体形态构建过程中,rRNA 起骨架作用;rRNA 参与核糖体大、小亚基聚合;rRNA 通过与 mRNA、tRNA 相互作用,影响蛋白质的合成,可催化肽键形成;而核糖体蛋白质在蛋白质合成过程中仅起间接、辅助作用。

复习思考题

一、名词解释

1. 核糖体(Ribosome);

2. 多聚核糖体(Ployribosome);

3. A 位(氨酰 tRNA 结合位)(Aminoacyl tRNA Site);

4. P 位(肽基 tRNA 结合位)(Petidyl tRNA Site);

5. 核酶(Ribozyme)。

二、填空题

1. 根据来源和沉降系数,细胞内的核糖体可分为:_____、_____、_____和_____4 个类型。

2. 核糖体是由_____和_____以特定形式聚合而成,其化学组成为:_____和_____。

3. 从核糖体是否与内质网膜结合可以分为:_____和_____。

4. 细胞内的 Mg^{2+} 对核糖体大小亚基聚合与解聚影响较大,当 Mg^{2+} 浓度为_____时,大小亚基聚合成完整单核糖体;当 Mg^{2+} 浓度为_____时,单核糖体解聚成大小亚基;当 Mg^{2+} 浓度_____时,2 个单核糖体结合成二聚体。

5. 核糖体中,单链 rRNA 分子以其内部碱基_____,形成_____区,呈_____状,无法正确配对的呈_____状,在此基础上,rRNA 再进一步_____,形成特定的空间结构。

6. 应用免疫电镜技术已确定核糖体上有:_____、_____、_____以及_____等重要活性部位。

7. 在蛋白质合成过程中,rRNA 不仅与_____、_____的识别、结合有关,与核糖体_____的结合有关,还直接参与了蛋白质合成的中心步骤_____的催化。

8. 被称为核酶的生物大分子是_____。

9. 核糖体中起主要肽酰转移酶活性的是_____,目前发现的既具有遗传信息载体功能又具有酶活性的生物大分子是_____。

10. 蛋白质合成时,大小亚基_____;5~8 个以上的核糖体被_____串联起来,这种成串的核糖体称为_____。

三、单项选择题

1. 下列细胞结构属于非膜相结构的为(　　)。
   A. 内质网　　　　　　　　B. 线粒体　　　　　　　　C. 核糖体
   D. 溶酶体　　　　　　　　E. 高尔基体

2. 组成真核细胞核糖体的化学物质有(　　)。
   A. mRNA、tRNA、蛋白质
   B. rRNA、蛋白质
   C. mRNA、蛋白质

D. 大亚基由蛋白质组成,小亚基由 rRNA 组成

E. 小亚基由 tRNA 组成,大亚基由蛋白质组成

3. 构成核糖体的核酸是( )。

A. mRNA   B. tRNA   C. rRNA

D. snRNA   E. siRNA

4. 真核细胞的核糖体由( )rRNA 和约( )以上蛋白质组成。

A. 3 种,55 种   B. 4 种,55 种   C. 3 种,83 种

D. 4 种,83 种   E. 2 种,83 种

5. 核糖体上氨酰 tRNA 与 mRNA 特定的密码子识别结合的部位是( )。

A. mRNA 结合位   B. A 位   C. P 位

D. E 位   E. 转肽酶位

6. 核糖体上,肽酰 tRNA 结合位是( )。

A. mRNA 结合位   B. A 位   C. P 位

D. E 位   E. 转肽酶位

7. 核糖体小亚基具有的结合部位是( )。

A. 结合模板 mRNA 的部位   B. 具转肽酶作用的部位

C. 结合氨基酰-tRNA 的部位   D. 结合肽酰-tRNA 的部位

E. 结合肽链的部位

8. Mg^{2+} 浓度对核糖体大小亚基聚合解聚影响较大,2 个单核糖体结合形成二聚体,细胞内 Mg^{2+} 浓度应( )。

A. 小于 1 mmol/L   B. 1~5 mmol/L   C. 5~7 mmol/L

D. 7~10 mmol/L   E. 大于 10 mmol/L

9. rRNA 分子结构的特征是( )。

A. 双链、螺旋、折叠

B. 双链、分子内部形成配对区和非配对区

C. 单链、分子内部形成配对区和非配对区

D. 单链、分子内部全部形成配对区

E. 单链、分子内部无配对区

10. 在核糖体形态构建中起骨架作用的是( )。

A. 核糖体蛋白的空间结构   B. rRNA 的空间结构

C. 核糖体大亚基的空间结构   D. 核糖体小亚基的空间结构

E. 核糖体大、小亚基的空间结构

11. 核酶是( )。

A. 细胞核内的酶   B. 细胞酶系中核心酶

C. 具有催化能力的 RNA   D. 具有催化能力的 DNA

E. 具有催化能力的蛋白质

12. 在核糖体的构建和功能执行中均占主导地位的成分是（   ）。

A. 大亚基   B. 小亚基   C. DNA

D. 蛋白质   E. rRNA

四、不定项选择题

1. 下列关于细胞内的核糖体叙述正确的是（   ）。

A. 在细胞核中合成蛋白   B. 有大小两个亚基   C. 合成肽链

D. 无膜   E. 形状规则

2. 真核生物细胞质核糖体的 rRNA 包括（   ）。

A. 5S   B. 5.8S   C. 16S

D. 18S   E. 28S

3. 核糖体大亚基上重要活性部位有（   ）。

A. mRNA 结合位   B. A 位   C. P 位

D. 转肽酶部位   E. GTP 酶位

4. 核糖体中 rRNA 分子结构是（   ）。

A. 单链   B. α-螺旋   C. 假双链

D. β-折叠   E. 分子内部有非配对区

5. 在蛋白质合成中 rRNA 发挥的作用有（   ）。

A. 与 DNA 相互作用   B. 与 tRNA 相互作用

C. 与 mRNA 相互作用   D. 催化肽键形成

E. 核糖体大、小亚基聚合

五、问答题

1. 简述核糖体中 rRNA 在蛋白质合成时的作用。

2. 核糖体有哪些重要活性部位？

3. 简述 rRNA 的空间结构。

4. 简述核酶发现的意义。

参 考 答 案

一、名词解释

1. 核糖体：是由 rRNA 和蛋白质组成的复合生物大分子，由大、小亚基聚合而成。

2. 多聚核糖体：同时结合在一个 mRNA 分子上的多个核糖体。

3. A 位(氨酰 tRNA 结合位)：是 tRNA 运载活化的氨基酸,与 mRNA 特定的密码子识别结合的部位。

4. P 位(肽基 tRNA 结合位)：是 tRNA 连接延长中多肽链进入的部位,能结合起始 tRNA。

5. 核酶：具有催化生化反应能力的 RNA。

二、填空题

1. 原核细胞核糖体、真核细胞细胞质核糖体、线粒体核糖体、叶绿体核糖体。

2. 大亚基、小亚基、rRNA、蛋白质。

3. 附着核糖体、游离核糖体。

4. 1~10 mmol/L、小于 1 mmol/L、大于 10 mmol/L。

5. 互相配对、干、环状或泡状、折叠。

6. mRNA 结合位、A 位和 P 位、转肽酶部位、中央管与出口位。

7. mRNA、tRNA、大小亚基、肽键形成。

8. RNA。

9. rRNA、RNA。

10. 聚合、mRNA、多聚核糖体。

三、单项选择题

1. C　2. B　3. C　4. D　5. B　6. C　7. A　8. E　9. C　10. B　11. C　12. E

四、不定项选择题

1. BCD　2. ABDE　3. BCDE　4. ACE　5. BCDE

五、问答题

1. (1) 与 mRNA 相互作用;(2) 与 tRNA 相互作用;(3) 在核糖体大、小亚基联合中的作用;(4) 与肽键形成有关。

2. mRNA 结合位、氨基酰 tRNA 结合位(A 位)、肽酰 tRNA 结合位(P 位)、转肽酶部位、中央管与出口位。

3. (1) 单链;(2) 内部分:配对区,呈干状;非配对区,呈环状或泡状;(3) 再进一步折叠。

4. (1) 推翻了"酶的本质是蛋白质"的观点;(2) 催化蛋白质合成中肽键的形成;(3) 初步确立了 RNA 在生命起源中的地位。

(王爱侠　宫　磊)

第七章 线 粒 体

本章学习要点

　　线粒体是一个敏感而多变的细胞器,普遍存在于动、植物细胞中。线粒体被誉为细胞中的"动力工厂",它具有复杂的结构,通过物质氧化和能量转换系统可将 ADP 催化成 ATP,为细胞生命活动提供能量。

　　电镜下线粒体是一个由内外两层单位膜围成的封闭的囊状结构,主要由外膜、内膜、膜间腔和基质腔组成。内膜向基质凸伸形成嵴,嵴的形成大大增加了内膜的表面积,提高了能量转化的效率。内膜或嵴上有许多垂直分布的圆球形带柄颗粒,称为基粒,即 ATP 酶复合体。它由多种不同的多肽构成,分为头、柄、基片 3 部分。头部又称 F_1 因子,具有催化 ATP 合成的作用;基片又称 F_0 因子,镶嵌于内膜上,形成横跨内膜的质子通道;柄部将头部与基片相连。

　　线粒体是物质彻底氧化的场所,是能量转换的中心,机体内生命活动所需能量的 95% 来自线粒体。供能物质在细胞质内降解为小分子,然后通过线粒体膜进入线粒体内,在线粒体中彻底氧化,将其所蕴藏的能量充分释放出来,通过电子传递和氧化磷酸化将这些能量以高能磷酸键的形式储存在 ATP 中,供细胞进行各种生命活动。细胞氧化过程中糖酵解在细胞质中进行,乙酰辅酶 A 形成和三羧酸循环在线粒体基质中发生,而电子传递和氧化磷酸化过程则在线粒体内膜上完成。1 分子葡萄糖经过彻底氧化可产生 38(或 36)分子 ATP,其中仅 2 分子 ATP 在线粒体外形成。

　　线粒体是动物细胞核外唯一含 DNA 的细胞器,mtDNA 可以自我复制、转录和翻译。但 mtDNA 信息量小,线粒体所需 90% 以上蛋白质由核基因组编码,在细胞质中合成,因此,线粒体是一种半自主性的细胞器。

　　mtDNA 大多为双链闭环分子,裸露,外环为重链(H),内环为轻链(L)。人类 mtDNA 全长 16 569 bp,编码 2 个 rRNA、22 个 tRNA、13 种蛋白质。线粒体的遗传密码与核 DNA 的遗传密码略有不同。

　　当细胞内外环境因素发生变化时,能引起线粒体的形态结构、大小、数目和酶活性的改变,因此,线粒体是对疾病诊断和测定环境因素的敏感指标。mtDNA 易发生突变,当突变的 mtDNA 超过一定阈值时,就可影响细胞功能产生线粒体病。

线粒体的遗传是母系遗传,具有遗传瓶颈效应。

复习思考题

一、名词解释

1. 线粒体嵴(Mitochondrial Cristae);
2. ATP 酶复合体(ATPase Complex);
3. 电子传递链(Electrontransferchain,ETC);
4. 细胞氧化(Cellular Oxidation)。

二、填空题

1. 线粒体是由_____层单位膜套装在一起的_____结构。线粒体的主要化学组成是_____,其次是脂类,脂类大部分是_____。

2. 人类线粒体 DNA 为_____,其中含嘌呤较多的链称为_____,含嘧啶较多的链称为_____,线粒体 DNA 可编码_____蛋白质亚基。

3. 线粒体是真核细胞内进行_____和_____的主要场所。目前已发现的线粒体遗传病多数侵犯神经和_____系统。线粒体遗传具有_____遗传特点。

4. 基粒又称_____,由_____、_____、_____3 个部分组成。

5. 线粒体内膜与外膜之间的空腔称_____,由内膜直接包围的空间称_____,内膜向内突起的折叠称_____,内膜的内表面有许多突出的颗粒称_____。

6. ATP 酶复合体的分子结构可分为:_____、_____和_____。

7. 线粒体基因组与核基因组是两个相对_____的遗传系统,线粒体 DNA 中,基因排列紧密,连续编码,基因内部没有_____;线粒体 DNA 复制为_____;线粒体遗传密码与核 DNA 遗传密码_____差异。

三、单项选择题

1. 电镜下线粒体的形状呈现(   )。
   A. 短杆状   B. 哑铃状   C. 粒状
   D. 杆状   E. 以上形状都有
2. 由两层单位膜围成的细胞器是(   )。

　　A. 溶酶体　　　　　　　B. 线粒体　　　　　　　C. 内质网

　　D. 高尔基复合体　　　　E. 核糖体

3. 线粒体的膜囊结构组成为(　　　)。

　　A. 一层单位膜,封闭　　　B. 一层单位膜,开放

　　C. 两层单位膜,封闭　　　D. 两层单位膜,开放

　　E. 以上结构都不是

4. 线粒体内膜表面附着许多突向于内腔的颗粒为(　　　)。

　　A. 核糖体大亚基　　　　B. 核糖体小亚基　　　　C. 基质颗粒

　　D. 基粒　　　　　　　　E. 多聚核糖体

5. 线粒体的嵴是由(　　　)。

　　A. 线粒体内膜凹陷形成的　B. 线粒体外膜凹陷形成的

　　C. 线粒体外膜凸出形成的　D. 线粒体内膜凸出形成的

　　E. 内膜或外膜凹陷形成的

6. 线粒体外膜和内膜之间的腔称为(　　　)。

　　A. 基质腔　　　　　　　B. 膜间腔　　　　　　　C. 嵴间腔

　　D. 内腔　　　　　　　　E. 嵴外腔

7. 线粒体由内膜直接包围的空间称为(　　　)。

　　A. 基质腔　　　　　　　B. 膜间腔　　　　　　　C. 嵴外腔

　　D. 嵴内腔　　　　　　　E. 以上都不是

8. 线粒体的嵴与嵴之间的内腔部分称为(　　　)。

　　A. 膜间腔　　　　　　　B. 膜内腔　　　　　　　C. 嵴间腔

　　D. 嵴内腔　　　　　　　E. 外腔

9. 基粒的化学本质是(　　　)。

　　A. 递氢体　　　　　　　B. 电子传递体　　　　　C. 疏水蛋白

　　D. ATP 合成酶复合体　　E. 通道蛋白

10. ATP 合成酶复合体由(　　　)组成。

　　A. 头部、柄部　　　　　B. 头部、基片　　　　　C. 头部、柄部、基片

　　D. 柄部、基片　　　　　E. F_1 因子、ATP 酶调节成分

11. ATP 合成酶复合体头部的特点为(　　　)。

　　A. 对寡霉素敏感　　　　B. 有 ATP 合成酶活性　　C. 存在质子通道

　　D. 结合 ADP 后构象改变

　　E. 热稳定性偶联因子

12. 人体内各种活动的直接能量供给者是(　　　)。

　　A. 葡萄糖　　　　　　　B. 脂肪　　　　　　　　C. 乙酰辅酶 A

    D. ATP   E. 蛋白质

13. 细胞进行生物氧化和能量转换的主要场所是（   ）。
    A. 核糖体   B. 线粒体   C. 高尔基体
    D. 过氧物酶体   E. 内质网

14. 线粒体中产生 ATP 的部位是（   ）。
    A. 基粒   B. 基质腔   C. 嵴间腔
    D. 外膜   E. 内膜

15. 电子传递和氧化磷酸化偶联是在线粒体的哪个部位进行的？（   ）。
    A. 外膜   B. 内膜   C. 膜间腔
    D. 基质腔   E. 脊内腔

16. 线粒体中大多数蛋白质在哪里合成？（   ）。
    A. 线粒体基质   B. 细胞质   C. 线粒体内膜
    D. 线粒体外膜   E. 线粒体膜间腔

17. 三羧酸循环发生在线粒体的（   ）。
    A. 外膜   B. 内膜   C. 基粒
    D. 基质腔   E. 膜间腔

18. 线粒体遗传为（   ）。
    A. 常染色体显性遗传   B. 常染色体隐性遗传   C. 母系遗传
    D. X 连锁显性遗传   E. X 连锁隐性遗传

19. 线粒体 DNA 的损伤（   ）。
    A. 不能修复   B. 完全能修复   C. 不易修复
    D. 易修复   E. 直接修复

20. 线粒体的 DNA（   ）。
    A. 编码所有线粒体结构和功能蛋白
    B. 仅编码线粒体 rRNA、tRNA
    C. 编码大部分线粒体结构和功能蛋白及线粒体 rRNA、tRNA
    D. 编码少量线粒体结构和功能蛋白及线粒体 rRNA、tRNA
    E. 不编码线粒体 rRNA、tRNA

21. 人类线粒体 DNA 编码有（   ）种蛋白质亚基。
    A. 13   B. 33   C. 45
    D. 8   E. 12

22. 线粒体 DNA 是哪种环状分子？（   ）。
    A. 单链   B. 两条 H 链组成   C. 两条 L 链组成
    D. 一条 H 链和一条 L 链组成

E. 以上都不是

23. 线粒体的半自主性主要体现在下列哪方面?(   )。

    A. mtDNA 能不依赖于细胞核而独立复制

    B. 线粒体遗传由线粒体基因组和细胞核基因组共同控制

    C. mtDNA 与细胞核 DNA 的遗传密码有所不同

    D. 线粒体内含有核糖体

    E. 线粒体含有蛋白质合成体系、氨基酸活化体系

24. 人类线粒体 DNA 编码(   )。

    A. 2 种 rRNA、22 种 tRNA、13 种蛋白质

    B. 1 种 rRNA、20 种 tRNA、23 种蛋白质

    C. 2 种 rRNA、22 种 tRNA、23 种蛋白质

    D. 1 种 rRNA、20 种 tRNA、13 种蛋白质

    E. 2 种 rRNA、20 种 tRNA、13 种蛋白质

25. 下列哪种对线粒体 DNA 的描述是正确的?(   )。

    A. mtDNA 含线粒体全部蛋白的遗传信息

    B. 单链环状 DNA

    C. 是与核 DNA 密码略有不同的双链环状 DNA

    D. 线状 DNA

    E. 由两条 L 链组成

四、不定项选择题

1. 线粒体 DNA 的特点有(   )。

    A. 线状   B. 环状   C. 与组蛋白结合

    D. 不与组蛋白结合   E. 信息量较大

2. 下列细胞中没有线粒体的是(   )。

    A. 动物细胞   B. 植物细胞   C. 蓝绿藻

    D. 成熟的红细胞   E. 细菌

3. 组成线粒体基粒的蛋白质是(   )。

    A. F_1 因子   B. F_1 抑制因子   C. F_0 因子

    D. 寡霉素   E. 寡霉素敏感性传授蛋白(OSCP)

4. 人类线粒体 DNA 编码(   )。

    A. 2 种 rRNA   B. 22 种 tRNA   C. 26 种 tRNA

    D. 13 种蛋白质   E. 45 种蛋白质

5. 下列关于线粒体数目的描述正确的有(   )。

    A. 不变化　　　　　　　　　　B. 在不同的生理条件下变化

    C. 在不同种类的细胞间有变化　　D. 在相同种类的细胞间有变化

    E. 在病理条件下变化

6. 线粒体 DNA 上的基因(　　　)。

    A. 排列紧密　　　　　　B. 排列不紧密　　　　　　C. 有内含子

    D. 无内含子　　　　　　E. 两条链都可以编码

五、问答题

1. 线粒体超微结构有何特点?

2. 简述线粒体的主要功能定位。

参 考 答 案

一、名词解释

1. 线粒体嵴:线粒体内膜向内腔凸形成的折叠。

2. ATP 酶复合体:线粒体内膜上的基粒由多种蛋白质亚基组成,能催化 ADP 磷酸化形成 ATP,故又称为 ATP 酶复合体。

3. 电子传递链:又称呼吸链,是位于线粒体内膜上由一系列递氢、递电子体依次排列镶嵌构成的氧化还原系统,具有传递质子(H^+)和电子(e^-)的能力。

4. 细胞氧化:在酶的催化下,细胞将氨基酸、脂肪、糖等供能物质氧化而释放能量的过程(消耗 O_2,放出 CO_2、H_2O)。

二、填空题

1. 两、封闭、蛋白质、磷脂。

2. 环状双链 DNA、重链(H)、轻链(L)、13 种。

3. 生物氧化、能量转换、肌肉、母系。

4. ATP 酶复合体、头部、柄部、基片。

5. 外腔或膜间腔、内腔或基质腔、嵴、基粒。

6. F_1 因子、ATP 酶调节部分、F_0 因子。

7. 独立、内含子、半保留复制、有部分。

三、单项选择题

1. E　2. B　3. C　4. D　5. A　6. B　7. A　8. C　9. D　10. C　11. B　12. D　13. B　14. A　15. B　16. B　17. D　18. C　19. C　20. D　21. A　22. D　23. B　24. A　25. C

四、不定项选择题

1. BD　2. CDE　3. ACE　4. ABD　5. BCDE　6. ADE

五、问答题

1. 电镜下线粒体是一个两层膜围成的囊状结构,主要由外膜、内膜、膜间腔和基质组成。内膜的通透性较小。内膜向线粒体内折叠形成嵴,内膜或嵴上有许多垂直分布的基粒,分为头、柄和基片3部分,能催化 ADP 磷酸化形成 ATP,故又称为 ATP 合成酶复合体。电子传递和氧化磷酸化是偶联在内膜上进行的。内、外膜局部紧密接触,称为接触点,是线粒体蛋白质从胞质运输到线粒体内的入径处。线粒体基质腔内有环状 DNA,mtDNA 可以自我复制、转录和翻译。

2. 基质腔是内膜包裹的空间,内含多种物质,包括物质氧化分解所需的各种酶,乙酰辅酶 A 的生成、三羧酸的循环等多种代谢反应都是在基质中进行的。电子传递和氧化磷酸化是偶联在内膜上进行的。基质中还存在 mtDNA 分子、核糖体、各种 RNA 等,可以进行独立的遗传信息的复制、转录和翻译。

（黄顺国　杜少陵）

第八章 细 胞 核

本章学习要点

　　细胞核的出现是生物进化历程中极重要的转折点。细胞核是真核生物的标志,只有处于分裂间期的细胞才具有完整的核结构。

　　细胞核的成分有核酸、蛋白质、脂类、水、无机盐等。其中,DNA 是核内主要的化学成分。DNA 与碱性蛋白质(主要是组蛋白)结合形成脱氧核糖核蛋白(DNP),约占核净重的 70%。

　　电子显微镜下间期核由核膜、核仁、染色质和核基质组成。

　　核膜为双层膜结构,其组成包括:内外层核膜、核周间隙、核孔及核纤层。外层核膜表面附着有核糖体,与粗面内质网相连。内层核膜与外层核膜平行排列。两层核膜之间的腔隙为核周间隙,与粗面内质网腔相通。内外层核膜局部融合形成核孔。核孔内有多种蛋白质组成的复杂环状结构,与核孔一起构成核孔复合体,由柱状亚基、环状亚基、腔内亚基和环孔亚基 4 部分组成。核孔复合体的中央是一条直径为 9 nm 的含水通道,对大分子物质的运输具有选择性。核内蛋白质分子上存在着核输入信号即一小段含有 4~8 个氨基酸的短肽序列(富含精氨酸和赖氨酸)。内层核膜靠核质一侧有一层由纤维蛋白组成的网络结构,称为核纤层。它支持核膜、固定核孔位置,为染色质提供附着点,与核膜的崩解、重建有关。

　　染色质与染色体是同一物质在细胞周期不同阶段不同功能的表现形式,含DNA、组蛋白、非组蛋白和少量的 RNA,是遗传物质的载体。从染色质的基本结构到染色体的构建经历了:核小体、直径为 11 nm 的串珠状纤维、螺线管(30 nm 的染色质纤维)、襻环、微带、染色单体。其中核小体是染色质的基本结构单位,由 5 种组蛋白(H_1、H_2A、H_2B、H_3、H_4)和约 200 个碱基对长的 DNA 组成;襻环是间期染色质的基本存在形式。间期核内染色质根据存在状态和功能不同可分为常染色质和异染色质两种类型。

　　电子显微镜下核仁是一种无膜包围的海绵状网络结构,由核仁关联染色质、纤维结构、颗粒结构和基质 4 部分构成,其化学组成为核酸和蛋白质。核仁是进行rRNA 的转录和组装核糖体大小亚基的场所。

　　核基质是以纤维蛋白为主的核内纤维网络,充满了整个核内空间,具有维持核形态结构、参与 DNA 包装和染色体构建、参与 DNA 复制和转录等多种重要功能。
细胞核不仅储存遗传物质 DNA,也是 DNA 复制与转录的场所。

复习思考题

一、名词解释

1. 组蛋白(Histone);
2. 核孔复合体(Nuclear Pore Complex);
3. 核纤层(Nuclear Lamina);
4. 常染色质(Euchromatin);
5. 异染色质(Heterochromatin);
6. 核小体(Nucleosome);
7. 结构异染色质(Constitutive Heterochromatin);
8. 兼性异染色质(Facultative Heterochromatin);
9. 核仁组织区(Nucleolar Organizing Region);
10. 核基质(核骨架)(Karyoskeleton)。

二、填空题

1. 真核生物与原核生物的主要区别是_____。真核生物核糖体的大、小
亚基是在细胞核内的_____中装配的。
2. 细胞核的化学组成有:_____、_____、_____、水和无机盐
等。
3. 光镜下,细胞核可分为:_____、_____、_____和_____
几个部分。
4. 核内蛋白质成分中,按性质分有:_____、_____及_____。
5. 核被膜由_____层单位膜构成,其中与内质网相连接的为_____,
内侧有核纤层的是_____。
6. 电镜下,核膜主要由:_____、_____、_____和_____
几部分组成。
7. 细胞核外层核膜表面常常附着有_____颗粒,外层核膜与_____
相连通。
8. 根据染色质存在的状态和功能可将其分为:_____和_____。
9. 核孔复合体的基本组分包括:_____、_____、_____和_____

_____。

10. 染色质的主要组成成分是：_____、_____、_____和____
_____。

11. 染色质的基本结构单位为_____，由_____和约_____个碱基
对的 DNA 组成。

12. 从染色质的基本结构单位到染色体的构建过程是：_____、_____
__、_____、_____、_____。

13. 在构建染色体时，_____个襻环呈放射状排列形成_____。若
干个_____沿轴心纵向排列，便构建成_____。

14. 构成核小体的组蛋白有：_____、_____、_____、_____、
和_____5 类。

15. 核仁由：_____、_____、_____和_____4 部分组成。

三、单项选择题

1. 真核生物与原核生物的主要区别是（　　）。

    A. 真核生物有内质网，而原核生物无此结构

    B. 真核生物有核膜，而原核生物无此结构

    C. 真核生物有高尔基复合体，而原核生物无此结构

    D. 真核生物有细胞骨架，而原核生物无此结构

    E. 真核生物有线粒体，而原核生物无此结构

2. 染色质的主要化学成分是（　　）。

    A. DNA、tRNA、组蛋白、非组蛋白

    B. DNA、少量的 RNA、组蛋白、非组蛋白

    C. DNA、rRNA、组蛋白、非组蛋白

    D. DNA、mtRNA、组蛋白、非组蛋白

    E. DNA、snRNA、组蛋白、非组蛋白

3. 构成染色质的主要蛋白质成分是（　　）。

    A. 组蛋白　　　　　　B. 非组蛋白　　　　　　C. 核蛋白复合体

    D. 脂蛋白　　　　　　E. 糖蛋白

4. 组蛋白富含（　　）。

    A. 碱性氨基酸　　　　B. 酸性氨基酸　　　　　C. 中性氨基酸

    D. 以上 3 种都有　　　E. 必需氨基酸

5. 经盐溶液处理后解聚的染色质呈现（　　）。

    A. 襻环结构　　　　　B. 核小体结构　　　　　C. 组蛋白核心粒结构

D. 30 nm 纤维结构　　　E. 10 nm 串珠状结构

6. 30 nm 染色质纤维由 10 nm 串珠状结构围绕而成，每圈绕（　　）个核小体。

　　A. 5　　　　　　　　　B. 6　　　　　　　　　C. 10

　　D. 11　　　　　　　　 E. 12

7. 核仁的主要成分是（　　）。

　　A. DNA 和蛋白质　　　B. 蛋白质、RNA 和 DNA　　C. DNA、RNA

　　D. RNA 和蛋白质　　　 E. RNA、蛋白质和脂类

8. 关于核被膜下列叙述错误的是（　　）。

　　A. 由两层单位膜组成　　　　　B. 外层核膜有核糖体附着

　　C. 有核孔复合体　　　　　　　D. 部分外层核膜和内质网相连

　　E. 是封闭的膜结构

9. 核膜不具备的特点是（　　）。

　　A. 控制核-质之间的物质交换

　　B. 控制细胞内的蛋白质合成

　　C. 维持核的形态

　　D. 使遗传物质 DNA 集中于细胞内特定区域

　　E. 消化细胞内的异物

10. 下列哪种细胞器未发现于原核细胞内？（　　）。

　　A. 质膜　　　　　　　　B. 核糖体　　　　　　　C. 核膜

　　D. 线粒体　　　　　　　E. 细胞壁

11. 动物细胞的遗传物质 DNA 分布在（　　）。

　　A. 细胞核和内质网　　　　　　B. 细胞核和高尔基体

　　C. 细胞核和线粒体　　　　　　D. 细胞核和溶酶体

　　E. 细胞核和核糖体

12. 关于细胞核下列哪项叙述是错误的？（　　）。

　　A. 原核细胞和真核细胞主要区别是有无完整的核

　　B. 核的主要功能是储存遗传信息

　　C. 核的形态有时和细胞的形态相适应

　　D. 每个真核细胞只能有一个核

　　E. 真核细胞的核膜与细胞内膜系统相连

13. 下列哪种结构不属于核孔复合体？（　　）。

　　A. 柱状亚基　　　　　　　　　B. 环形亚基　　　　　　C. 腔内亚基

　　D. 大亚基　　　　　　　　　　E. 环孔亚基

14. 一般认为核膜来源于（　　）。
    A. 质膜　　　　　　　　B. 线粒体膜　　　　　　C. 高尔基体膜
    D. 内质网膜　　　　　　E. 溶酶体膜

15. rRNA 的合成在（　　）。
    A. 细胞质中　　　　　　B. 核基质　　　　　　　C. 核内膜上
    D. 核间隙内　　　　　　E. 核仁内

16. 核小体的核心粒（八聚体）中不含的蛋白质是（　　）。
    A. H_2A　　　　　　　B. H_2B　　　　　　　C. H_1
    D. H_3　　　　　　　　E. H_4

17. 染色质通过螺旋化形成四级结构的顺序是（　　）。
    A. 核小体、襻环、螺线管、微带、染色单体
    B. 螺线管、襻环、核小体、微带、染色单体
    C. 染色单体、微带、核小体、襻环、螺线管
    D. 核小体、螺线管、襻环、微带、染色单体
    E. 襻环、微带、核小体、螺线管、染色单体

18. 常染色质的特点是（　　）。
    A. DNA 螺旋化程度高、间期无转录活性
    B. DNA 螺旋化程度低、间期有转录活性
    C. DNA 螺旋化程度高、间期有转录活性
    D. DNA 螺旋化程度低、间期无转录活性
    E. RNA 螺旋化程度低、间期有转录活性

19. 异染色质的特点是（　　）。
    A. 染色浅,间期无转录活性　　　B. 染色深,间期有转录活性
    C. 染色浅,间期有转录活性　　　D. 染色深,间期无转录活性
    E. 染色较浅,间期有转录活性

20. 下列哪种组蛋白在进化上最不保守?（　　）。
    A. H_1　　　　　　　　B. H_2A　　　　　　　C. H_2B
    D. H_3　　　　　　　　E. H_4

21. 组成核小体的主要物质是（　　）。
    A. DNA 和组蛋白　　　B. RNA 和组蛋白　　　C. DNA 和非组蛋白
    D. RNA 和非组蛋白　　E. DNA、RNA 和非组蛋白

22. 在细胞核中下列哪种结构可以储存遗传信息?（　　）。
    A. 核孔复合体　　　　　B. 核外膜　　　　　　　C. 染色质
    D. 核周间隙　　　　　　E. 核内膜

23. 蛋白质合成旺盛的细胞( )。

A. 细胞明显增大   B. 细胞明显减小   C. 核仁明显增大

D. 核仁明显减小   E. 细胞核明显减小

24. 染色质与染色体之间的关系表述正确的是( )。

A. 是同一物质在细胞周期中同一时期的不同表现形式

B. 是同一物质在细胞周期中不同时期的不同形态表现

C. 是不同物质在细胞周期中同一时期的不同表现形式

D. 是同一物质在细胞周期中同一时期的相同表现形式

E. 是不同物质在细胞周期中不同时期的不同表现形式

25. 关于核膜的叙述错误的是( )。

A. 核膜与内质网相连

B. 核膜是真核细胞内膜系统的一部分

C. 有无核膜是真核与原核细胞最主要的区别

D. 核膜上有核糖体附着

E. 核膜是一层包围核物质的单位膜

26. 构成染色质的基本结构单位是( )。

A. 微带   B. 核小体   C. 螺线管

D. 襻环   E. 10 nm 串珠状结构

27. 染色质二级结构螺线管每圈含核小体数是( )。

A. 3 个   B. 4 个   C. 5 个

D. 6 个   E. 10 个

28. 细胞内的生命控制中心是( )。

A. 内质网   B. 高尔基复合体   C. 线粒体

D. 细胞核   E. 核糖体

29. 关于染色质组蛋白的错误叙述是( )。

A. 是构成染色质的主要蛋白成分

B. 属于碱性蛋白

C. 具有种属和组织特异性

D. 一类进化上保守的蛋白质(H_1 除外)

E. 可抑制 DNA 复制、转录

30. 核仁的功能是( )。

A. 形成 mRNA、tRNA 和 rRNA

B. 形成 mRNA、rRNA 和核糖体前体(大、小亚基)

C. 形成 mRNA 和核糖体前体(大、小亚基)

    D. 形成 tRNA 和核糖体前体(大、小亚基)

    E. 形成 rRNA 和核糖体前体(大、小亚基)

31. 胞质核糖体中的 rRNA 由(　　)。

    A. 核小体 DNA 转录而来

    B. 核仁组织区中的 DNA 转录而来

    C. 核仁颗粒结构中的 DNA 转录而来

    D. 核仁周围染色质转录而来

    E. 线粒体 DNA 转录而来

32. 染色体骨架的主要成分是(　　)。

    A. DNA   B. RNA   C. 组蛋白

    D. 非组蛋白   E. 30 nm 染色质纤维

33. 下面有关核仁描述错误的是(　　)。

    A. 核仁的主要功能之一是参与核糖体的组装

    B. rDNA 定位于核仁内

    C. 细胞在 M 期末重新组织核仁

    D. 细胞核仁在分裂期前期消失

    E. 核仁属于膜性细胞器

34. 以下哪个不是核仁的主要化学组成?(　　)。

    A. RNA   B. 脂类   C. DNA

    D. 蛋白质   E. RNP

35. 下列哪项物质是在核仁内形成的?(　　)。

    A. rDNA   B. mRNA   C. hnRNA

    D. rRNA   E. tRNA

36. 核基质的主要成分是(　　)。

    A. DNA   B. rRNA   C. 蛋白网络

    D. 水分   E. 脂类

37. 核仁是进行(　　)的场所。

    A. mRNA 转录   B. rRNA 转录   C. DNA 复制

    D. tRNA 转录   E. hnRNA 合成

38. 下列哪种物质不属于核仁结构?(　　)。

    A. 纤维结构   B. 颗粒结构   C. 核仁内染色质

    D. 核纤层   E. 核仁周围染色质

39. 分裂期核膜的崩解和重组,(　　)起调控作用。

    A. 核孔复合体   B. 核周间隙   C. 核仁

　　D. 核纤层　　　　　　　　E. 核膜

四、不定项选择题

　　1. 下列哪些是染色质的结构?(　　　)。
　　　　A. 组蛋白　　　　　　　　B. 螺线管　　　　　C. 襻环
　　　　D. DNA　　　　　　　　　E. 核小体
　　2. 核仁中的核酸有(　　　)。
　　　　A. DNA　　　　　　　　　B. mRNA　　　　　C. tRNA
　　　　D. rRNA　　　　　　　　　E. mtRNA
　　3. 细胞核内的主要化学成分有(　　　)。
　　　　A. DNA　　　　　　　　　B. RNA　　　　　　C. 组蛋白
　　　　D. 非组蛋白　　　　　　　E. 脂肪
　　4. 核被膜的主要功能是(　　　)。
　　　　A. 屏障功能　　　　　　　　　　B. 控制核质间的物质和信息交换
　　　　C. 参与染色质和染色体的定位　　D. 参与蛋白质的合成
　　　　E. 作为染色质复制时的附着点
　　5. 细胞核的大小与哪些因素有关?(　　　)。
　　　　A. 细胞类型　　　　　　　B. 细胞体积　　　　C. 细胞发育阶段
　　　　D. 细胞机能形态　　　　　E. 遗传物质多少
　　6. 在蛋白质合成旺盛的细胞中,细胞(　　　)。
　　　　A. 核糖体增多　　　　　　B. 核仁体积增大　　C. 核孔数目增多
　　　　D. 异染色质增多　　　　　E. 粗面内质网增多
　　7. 光学显微镜下可观察到核内的结构是(　　　)。
　　　　A. 核仁　　　　　　　　　B. 染色体　　　　　C. 染色质
　　　　D. 核小体　　　　　　　　E. 核膜
　　8. 核纤层的功能有(　　　)。
　　　　A. 支持核膜　　　　　　　B. 固定核孔　　　　C. 提供染色质附着位点
　　　　D. 合成生物大分子
　　　　E. 调控分裂期核膜的崩解和重组组蛋白
　　9. 细胞周期中,核膜的消失和重建呈现以下哪种周期性变化?(　　　)。
　　　　A. 前期一开始就消失　　B. 前期末消失　　　　C. 中期消失
　　　　D. 后期重建　　　　　　E. 末期重建

五、问答题

　　1. 试述细胞核的主要功能。

2. 试述核被膜的主要生理功能。

3. 简述核小体的结构模型。

4. 根据核仁的功能说明核糖体的生物合成。

参 考 答 案

一、名词解释

1. 组蛋白:染色质中富含精氨酸和赖氨酸等碱性氨基酸的蛋白质。

2. 核孔复合体:核孔内有一贯穿内外核膜的复杂的环状结构,核孔与这些环状结构组成核孔复合体。

3. 核纤层:内层核膜靠核质一侧一层由纤维蛋白组成的纤维网络结构。

4. 常染色质:间期核内处于分散状态,有功能活性(能活跃地进行 DNA 复制与转录)的染色质。

5. 异染色质:间期核中呈凝集状态,转录不活跃或无功能活性的染色质。

6. 核小体:是染色质的基本结构单位,由约 200 个碱基对的 DNA 和 5 种组蛋白结合构成。

7. 结构异染色质:在各类细胞全部发育过程中都处于凝集状态的染色质。

8. 兼性异染色质:在一定的细胞类型或一定的发育阶段呈现凝集状态的染色质。

9. 核仁组织区:伸入到核仁内的含有 rRNA 基因的襻环。

10. 核基质(核骨架):核内由纤维蛋白组成的网络结构,参与和支持 DNA 的各种功能。

二、填空题

1. 有无核膜、核仁。

2. 核酸、蛋白质、脂类。

3. 核膜、核仁、染色质、核基质。

4. 碱性蛋白质、中性蛋白质、酸性蛋白质。

5. 两、外层核膜、内层核膜。

6. 内外层核膜、核周间隙、核孔、核纤层。

7. 核糖体、粗面内质网。

8. 常染色质、异染色质。

9. 柱状亚基、环形亚基、腔内亚基、环孔亚基。

10. DNA、组蛋白、非组蛋白、少量的 RNA。

11. 核小体、组蛋白、200。

12. 核小体、螺线管、襻环、微带、染色单体。

13. 18、微带、微带、染色单体。

14. H_1、H_2A、H_2B、H_3、H_4。

15. 核仁关联染色质、纤维结构、颗粒结构、基质。

三、单项选择题

1. B 2. B 3. A 4. A 5. E 6. B 7. B 8. E 9. E 10. C 11. C 12. D
13. D 14. D 15. E 16. C 17. D 18. B 19. D 20. A 21. A 22. C 23. C 24. B
25. E 26. B 27. D 28. D 29. C 30. E 31. B 32. D 33. E 34. B 35. D 36. C
37. B 38. D 39. D

四、不定项选择题

1. BCE 2. AD 3. ABCD 4. ABCDE 5. ABCD 6. ABCE 7. ABC 8. ABCE
9. BE

五、问答题

1.（1）核 DNA 贮存、复制和转录；（2）生命活动的控制中心。

2.（1）包围核物质形成特定代谢环境；（2）将 RNA 合成与蛋白质合成分开；（3）控制细胞核、质间物质和信息交流；（4）参与合成生物大分子。

3. 核小体是染色质的基本结构单位。由约 200 个碱基对的 DNA 和 5 种组蛋白结合而成。其中 4 种组蛋白（H_2A、H_2B、H_3、H_4）各 2 分子组成八聚体，称为核心粒；146 个碱基对的 DNA 在外面绕 1.75 圈；H_1 组蛋白以氨基端臂和羧基端臂与 DNA 缠绕核心粒的进出口端结合，以锁定核小体。DNA 延伸连接下一个核小体，连接部 DNA 长为 0～80 个碱基对。

4. 核仁是进行 rRNA 的转录和组装核糖体大、小亚基的场所。核仁内 rDNA 转录形成 45S rRNA，经过剪接加工，45S rRNA 去除一部分间隔区，形成 18S、5.8S 和 28S rRNA，其中 18S rRNA 与约 33 种蛋白质组装成核糖体的小亚基，5.8S、28S rRNA 和 5S rRNA（由核仁外染色质转录后运至核仁）与约 50 种蛋白质组装成核糖体的大亚基。大、小亚基经核孔运输到细胞质，最终在胞质内形成成熟的核糖体。

（杜少陵）

第九章　细胞增殖周期和生殖细胞发生

本章学习要点

细胞增殖周期是细胞从一次有丝分裂结束到下一次有丝分裂结束为止的全过程。整个周期可分为 G_1 期(DNA 合成前期)、S 期(DNA 合成期)、G_2 期(DNA 合成后期)、M 期(有丝分裂期)。其中,G_1 期(DNA 合成前期)主要进行 RNA 合成、蛋白质合成;S 期(DNA 合成期)主要进行 DNA 复制、蛋白质合成;G_2 期(DNA 合成后期)为进入 M 期作准备;M 期又称为有丝分裂期,分为前期、中期、后期、末期。前期:从染色质凝集到核仁、核膜消失;中期:从核仁、核膜消失到有丝分裂器的形成;后期:从着丝粒分离到染色单体移动到达两极;末期:从染色体到达两极后,染色体解旋为染色质至两个子细胞的形成。

限制点(R 点)是 G_1 期细胞对环境因素(胞内外调节细胞周期的因素)的敏感点,是一不可逆转的限制点。细胞只有通过 R 点,才能从 G_1 期进入 S 期。通过 G_1 期控制点的调节,G_1 期细胞可有 3 种去向:继续增殖、暂不增殖、不再增殖。细胞增殖周期的调节因素有促成熟因子(细胞周期依赖性激酶、细胞周期蛋白)、生长因子、胞内信使等。

在睾丸的精曲小管,精原细胞形成初级精母细胞、次级精母细胞、精细胞,最后形成精子;精子的发生分为:增殖期、生长期、成熟期、变形期。在卵巢生殖上皮,卵原细胞形成初级卵母细胞,再形成次级卵母细胞、极体,最后形成卵细胞;卵子发生分为:增殖期、生长期、成熟期。

减数分裂可分为减数第一次分裂、减数第二次分裂。第一次分裂前间期中,S 期延长,只合成 99.7% DNA,0.3% DNA 在偶线期合成;G_2 期产生 DNA 合成抑制因子,控制 DNA 未能百分之百的合成。两次分裂之间的间期短暂,无 DNA 复制。

减数第一次分裂分为 4 个时期,分别以前期Ⅰ、中期Ⅰ、后期Ⅰ、末期Ⅰ表示;减数第二次分裂以前期Ⅱ、中期Ⅱ、后期Ⅱ、末期Ⅱ表示。前期Ⅰ又分为:细线期、偶线期、粗线期、双线期、终变期,其特点是同源染色体联会,互换,交叉,染色质凝集为染色体,核仁、核膜消失;中期Ⅰ:二价体排列在赤道面上,形成纺锤体;到后期Ⅰ,同源染色体完全分开,二分体分别移向两极;末期Ⅰ:二分体移至两极后,核膜、核仁重新形成,胞质分裂。减数第二次分裂的过程与有丝分裂相似。前期Ⅱ:二分体凝集,核仁、核膜消失;中期Ⅱ:二分体排列于赤道面上;后期Ⅱ:着丝粒纵裂,形成2条单分体,各单分体分别向两极移动;末期Ⅱ:单分体移至两极后,核膜、核仁重新形成,胞质分裂。减数分裂维持生物染色体数目恒定、生物多样性(组合变异、重组变异)。

受精的主要条件为精子的去能和获能及卵子的准备。受精是精子和卵子相结合成受精卵的过程。

本章复习题

一、名词解释

1. 细胞增殖周期(Cell Generation Cycle);
2. 动粒(Kinetochore);
3. 有丝分裂器(Mitosis Apparatus);
4. 限制点(Restriction Point);
5. 减数分裂(Meiosis);
6. 同源染色体(Homologous Chromosome);
7. 联会(Synapsis);
8. 联会复合体(Synaptonemal Complex);
9. 二价体(Bivalent);
10. 四分体(Tetrad);
11. 交换(Crossing-over);
12. 受精卵(Fertilized Egg)。

二、填空题

1. 根据细胞增殖周期的动态变化,细胞增殖周期可分为:_____、_____、_____和_____。
2. 细胞增殖周期的有丝分裂期又可分为:_____、_____、__和_____。
3. 细胞增殖周期 G_1 期主要进行_____和_____的合成。
4. DNA 的复制是在细胞增殖周期的_____期进行的,细胞分裂的_____核膜、核仁消失;细胞周期的控制点在_____期。
5. 由于限制点(R)的作用,使机体细胞的增殖状态有3种类型,即:_____、_____和_____。

6. 精子和卵子的发生都要经过_____、_____和_____期;而精子的形成还要经过_____期。

7. 精子和卵子的发生虽有一些差异,但有其共同的特点,即在_____期都要进行_____分裂。

8. 1个初级精母细胞经过减数分裂可形成_____个精细胞,1个初级卵母细胞经过减数分裂可形成_____个卵细胞。

9. 同源染色体的配对,即联会发生在_____期;同源染色体的分离发生在_____期;姐妹染色单体的分离发生在_____期。

10. 减数分裂主要特点是 DNA 复制_____次,细胞分裂_____,最终形成_____子细胞,子细胞的染色体数目_____。

11. 减数分裂中 0.3%DNA 复制发生在_____,二价体在_____形成。

12. 减数分裂前期 I 可分为:_____期、_____期、_____期、_____期及_____期。

三、单项选择题

1. 细胞周期是指(　　)所持续的时间。
   A. 一次分裂开始到下一次细胞分裂开始
   B. 一次分裂开始到下一次细胞分裂结束为止
   C. 一次分裂结束开始到下一次细胞分裂开始
   D. 一次分裂结束开始到下一次细胞分裂结束为止
   E. 一次分裂结束开始到下一次细胞分裂结束开始

2. 细胞增殖是通过(　　)来实现的。
   A. 细胞的生长　　　　B. DNA 的复制　　　　C. 蛋白质合成
   D. 有丝分裂　　　　　E. 减数分裂

3. 中心粒的复制是在细胞周期的(　　)。
   A. G_1早期　　　　　B. G_1晚期　　　　　C. S 期
   D. G_2期　　　　　　E. M 期

4. 在细胞周期的(　　)进行 DNA 的合成。
   A. 间期　　　　　　　B. 前期　　　　　　　C. 中期
   D. 后期　　　　　　　E. 末期

5. 细胞增殖周期中 DNA 增加一倍发生在(　　)。
   A. G_1早期　　　　　B. G_1晚期　　　　　C. S 期
   D. G_2期　　　　　　E. M 期

6. G$_0$ 期细胞是指（　　）。

    A. 永不增殖的细胞　　　　B. 持续增殖的细胞　　　C. 暂不增殖的细胞

    D. 不育的细胞　　　　　　E. 以上都是

7. 细胞通过 G$_1$ 期限制点时（　　）。

    A. 开始复制 DNA　　　　　B. 开始转录 RNA　　　　C. 开始合成蛋白质

    D. 开始分裂　　　　　　　E. 可以进入 S 期

8. 肝细胞具有高度的特化性，但是当肝被破坏或者手术切除其中的一部分，组织仍会生长。那么，肝细胞属于哪一类细胞？（　　）。

    A. 永久处于 G$_0$ 期的细胞　　　　B. 永久处于 G$_1$ 晚期的细胞

    C. 持续再生的细胞　　　　　　　D. 可以被诱导进入 S 期的细胞

    E. 无法从题目的条件中推出结果

9. 在细胞周期中，纺锤体装配不正常，则被阻止在（　　）。

    A. G$_1$ 早期　　　　　　　B. G$_1$ 晚期　　　　　　C. S 期

    D. G$_2$ 期　　　　　　　　E. M 期

10. 在细胞周期的（　　）时期核膜、核仁消失。

    A. 前期　　　　　　　　　B. 中期　　　　　　　　C. 后期

    D. 末期　　　　　　　　　E. 间期

11. 有丝分裂的哪个时期染色体最为粗大、清晰？（　　）。

    A. 前期　　　　　　　　　B. 中期　　　　　　　　C. 后期

    D. 末期　　　　　　　　　E. 间期

12. 100 个初级精母细胞可形成的精子数是（　　）。

    A. 100 个　　　　　　　　B. 200 个　　　　　　　C. 300 个

    D. 400 个　　　　　　　　E. 1 000 个

13. 100 个初级卵母细胞可形成的卵子数是（　　）。

    A. 100 个　　　　　　　　B. 200 个　　　　　　　C. 300 个

    D. 400 个　　　　　　　　E. 1 000 个

14. 减数分裂过程中，非姐妹染色单体的交换发生在（　　）。

    A. 细线期　　　　　　　　B. 偶线期　　　　　　　C. 粗线期

    D. 双线期　　　　　　　　E. 终变期

15. 减数分裂过程中，同源染色体的分离发生在（　　）。

    A. 中期 Ⅰ　　　　　　　　B. 后期 Ⅰ　　　　　　　C. 末期 Ⅰ

    D. 中期 Ⅱ　　　　　　　　E. 后期 Ⅱ

16. 减数分裂过程中，染色单体的分离发生在（　　）。

    A. 中期 Ⅰ　　　　　　　　B. 后期 Ⅰ　　　　　　　C. 中期 Ⅱ

　　D. 后期Ⅱ　　　　　　　　E. 末期Ⅱ

17. 染色体出现成倍状态发生于细胞周期中的(　　)。

　　A. G_2期和早 M 期　　　B. G_1期和 S 期　　　　C. 晚 M 期和 G_1期

　　D. G_0期和 G_1期　　　　E. G_1期和 G_2期

18. 减数分裂过程中同源染色体的联会发生在(　　)。

　　A. 细线期　　　　　　　　B. 偶线期　　　　　　　C. 粗线期

　　D. 双线期　　　　　　　　E. 终变期

19. 减数分裂过程中同源染色体间交换发生在(　　)。

　　A. 细线期　　　　　　　　B. 偶线期　　　　　　　C. 粗线期

　　D. 双线期　　　　　　　　E. 终变期

20. 减数分裂是在生殖细胞形成的哪个期进行的?(　　)。

　　A. 增殖期　　　　　　　　B. 生长期　　　　　　　C. 成熟期

　　D. 变形期　　　　　　　　E. 以上都是

21. 减数分裂过程中变化最为复杂的时期为(　　)。

　　A. 前期Ⅰ　　　　　　　　B. 后期Ⅰ　　　　　　　C. 前期Ⅱ

　　D. 后期Ⅱ　　　　　　　　E. 末期Ⅱ

22. $2n$ 个同源染色体联会可形成(　　)。

　　A. n 个二价体　　　　　B. $2n$ 个二价体　　　　C. $n+1$ 个二价体

　　D. $2n+1$ 个二价体　　　E. $2n-1$ 个二价体

23. 减数第一次分裂中发生分离的是(　　)。

　　A. 姐妹染色单体　　　　　B. 非姐妹染色单体　　　C. 同源染色体

　　D. 非同源染色体　　　　　E. 着丝粒纵裂为二

24. 减数分裂Ⅱ中发生分离的是(　　)。

　　A. 姐妹染色单体　　　　　B. 非姐妹染色单体　　　C. 同源染色体

　　D. 非同源染色体　　　　　E. 着丝粒横裂为二

25. 减数分裂中 0.3% DNA 复制发生在(　　)。

　　A. 细线期　　　　　　　　B. 偶线期　　　　　　　C. 粗线期

　　D. 双线期　　　　　　　　E. 终变期

26. 减数分裂中二价体在(　　)形成。

　　A. 细线期　　　　　　　　B. 偶线期　　　　　　　C. 粗线期

　　D. 双线期　　　　　　　　E. 终变期

四、不定项选择题

1. 细胞增殖周期有哪些特点?(　　)。

    A. 为静止时期

    B. 在 S 期进行 DNA 的合成、组蛋白的合成

    C. 在 G_2 期合成纺锤丝的微管蛋白

    D. G_1 期进行 RNA 及蛋白质的合成

    E. M 期形成有丝分裂器

2. 细胞增殖周期的 G_1 期有哪些特点？（　　）。

    A. 为 DNA 合成前期　　　　　　B. 不同细胞停留在 G_1 期的时间相同

    C. 主要进行 RNA 及蛋白质的合成　　D. 有的细胞可暂时停留

    E. 有的细胞可永久停留

3. 有丝分裂前期的变化包括（　　）。

    A. 形成纺锤体　　　　　　　　B. 每条染色体由两条染色单体组成

    C. 核膜消失　　　　　　　　　D. 核仁消失

    E. 着丝粒一分为二

4. 卵子发生包括（　　）。

    A. 增殖期　　　　　　　　　　B. 生长期

    C. 成熟期　　　　　　　　　　D. 变形期

    E. 分裂期

5. 减数分裂主要特点有（　　）。

    A. DNA 复制一次，细胞分裂二次　　B. 减数分裂期可合成少量 DNA

    C. DNA 复制只发生在前减数分裂间期　D. 最终形成 4 个子细胞

    E. 子细胞的染色体数目减半

6. 在减数分裂的前期 I 会出现（　　）。

    A. 染色体交叉　　　　　　　　B. 染色体联会

    C. 联会复合体　　　　　　　　D. 二价体

    E. 0.3%DNA 复制

7. 同源染色体（　　）。

    A. 形态、大小相同　　　　　　B. 一条来自父亲

    C. 一条来自母亲　　　　　　　D. 减数分裂后期 I 发生分离

    E. 减数分裂后期 II 发生分离

8. 减数分裂的末期 II（　　）。

    A. 同源染色体分离　　B. 核膜重新形成

    C. 核仁重新出现　　　D. 纺锤体形成

    E. 胞质分裂

五、问答题

1. 何谓细胞增殖周期？它由哪些期所组成？
2. 增殖周期中 S 期的主要特点是什么？
3. 什么是 G_0 期细胞？简述 G_1 期细胞的 3 种去向。
4. 试述动粒的结构。
5. 精子和卵子的发生有何异同？
6. 何谓减数分裂？它与有丝分裂有何不同？
7. 简述减数第一次分裂前期的主要特点。
8. 简述减数分裂前期 I 各期的主要特点。
9. 减数分裂有何生物学意义？

参 考 答 案

一、名词解释

1. 细胞增殖周期：细胞从一次有丝分裂结束到下一次有丝分裂结束为止的全过程。
2. 动粒：是染色体着丝粒区外侧的附加结构，和染色体纤维相联系，又称着丝点。
3. 有丝分裂器：细胞有丝分裂时由中心体和纺锤体所组成的暂时性细胞器，可均等地分配染色体到 2 个子细胞中。
4. 限制点：限制点是哺乳动物细胞周期 G_1 期进入 S 期的调控点。
5. 减数分裂：生殖细胞形成过程中所发生的一种特殊有丝分裂。DNA 只复制一次，细胞连续分裂两次，结果形成的精子或卵子中的染色体数目减半。
6. 同源染色体：形态大小相同，能够相互配对的两条染色体，其中一条来自父亲，一条来自母亲。
7. 联会：在减数分裂前期 I 的偶线期，同源染色体配对，称之联会。
8. 联会复合体：染色体联会时，同源染色体之间形成的一种蛋白质的复合结构。
9. 二价体：在减数分裂过程中联会的一对染色体称之二价体。
10. 四分体：在粗线期联会的一对同源染色体（二价体）中，每条染色体又含有 2 条姐妹染色单体，这样一个二价体包括 4 条染色单体，称之四分体。
11. 交换：在减数分裂前期 I 的粗线期，同源染色体之间的非姐妹染色单体的相对位置发生片段互换称之交换。
12. 受精卵：精子与卵子相结合而形成的合子称为受精卵。

二、填空题

1. G_1 期、S 期、G_2 期、M 期。

2. 前期、中期、后期、末期。

3. RNA、蛋白质。

4. S、前期、G_1。

5. 继续增殖、暂不增殖、不再增殖。

6. 增殖期、生长期、成熟期、变形。

7. 成熟、减数。

8. 4、1。

9. 偶线、后期 I、后期 II。

10. 1、2 次、4 个、减半。

11. 偶线期、偶线期。

12. 细线、偶线、粗线、双线、终变。

三、单项选择题

1. D　2. D　3. C　4. A　5. C　6. C　7. E　8. D　9. E　10. A　11. B　12. D　13. A　14. C　15. B　16. D　17. A　18. B　19. C　20. C　21. A　22. A　23. C　24. A　25. B　26. B

四、不定项选择题

1. BCDE　2. ACDE　3. ABCD　4. ABC　5. ABDE　6. ABCDE　7. ABCD　8. BCE

五、问答题

1. (1) 细胞从前一次有丝分裂结束到下一次有丝分裂结束为止；(2) G_1、S、G_2、M 期。

2. (1) DNA 复制；(2) 组蛋白的合成；(3) 染色质复制(加倍)；(4) 中心体复制。

3. G_0 期细胞是 G_1 期暂不增殖的细胞,长时间停留在 G_1 期,称 G_0 期细胞,如肝、肾、胰的实质细胞等。由于 R 点的作用,G_1 期可能形成 3 种状态的细胞:继续增殖细胞、暂不增殖细胞、不再增殖细胞。

4. 染色体着丝粒外侧的特化部位(盘状附加结构)。由多种非组蛋白构成,其结构可分为 3 个区域:内板、中间间隙、外板,能和纺锤体微管相联系,起着微管组织中心的作用,微管可穿透动粒。

5. 相同点:(1) 都要经过增殖期、生长期、成熟期；(2) 在成熟期都要进行减数分裂。

不同点:(1) 精子还有变形期；(2) 1 个初级精母细胞可形成 2 个次级精母细胞,再形成 4 个精细胞,最后变形成 4 个精子。而 1 个初级卵母细胞只形成 1 个卵细胞和 3 个极体；(3) 精子的发生是在青春期开始,不断进行,而卵子发生始于胚胎期,在青春期次级卵母细胞停留在减数分裂中期 II,必须等受精后才能完成这次分裂,如果不受精,卵细胞则退化被吸收。

6. (1) 减数分裂是有性生殖个体在性细胞形成过程中所发生的一种特殊的有丝分裂,遗传物质只复制 1 次,而细胞连续分裂 2 次,结果形成的精子或卵子中染色体数目减半($2n \rightarrow n$)；(2) 有丝分裂是体细胞增殖的方式,DNA(染色体)复制 1 次,细胞分裂 1 次,使子细胞中的染色体数与母细胞相同,世代不变。

7. 时间长,变化复杂,分 5 个期:细线期、偶线期、粗线期、双线期和终变期。主要特点是同源染色体联会,互换,交叉,染色质凝集为染色体,核仁、核膜消失。

8. 细线期:染色体呈细线状;偶线期:联会、二价体;粗线期:四分体、交换;双线期:排斥、交叉端化;终变期:缩短变粗。

9. (1) 维持物种染色体数目的恒定;(2) 为生物种内的多样性提供源泉。

（徐思斌）

第十章　细胞基因组的结构

本章学习要点

从一个基因一种性状、一个基因一种酶到一个基因一条多肽链,人们逐渐认识了基因。

一种生物的细胞核内单倍数染色体包含的所有基因称为基因组。生物基因组分为编码序列、非编码序列。

原核生物的基因大部分为编码序列(结构基因,连续编码),少部分为非编码序列(间隔区,调控基因)。操纵子是指启动子、操纵基因以及所管辖的结构基因的总称。

真核生物结构基因为隔(割、断)裂基因,其外显子被内含子隔开,形成镶嵌排列的间隔形式。真核生物的基因包括外显子、内含子(外显子、内含子接头为 GT(GU)-AG)、启动子(位于结构基因 5′ 上游 25～30 bp 区域,RNA 聚合酶结合位置,启动基因转录,其主序列是 TATA 框)、近启动子单元(转录起始点上游 70～80 bp处,保守序列)、增强子(能加速基因转录的序列,作用不受所在位置的限制)、加帽位点(5′ 转录起始点上游)和加尾部位(3′ 非翻译区)。

简单转录单位是指一个结构基因只对应转录产生一种 mRNA 分子。复合转录单位是指同一段 DNA 序列能产生不同的 mRNA 分子。复合转录单位是由于两个启动子(通过不同的转录方式,形成两种不同的 mRNA)、两个 polyA 部位和转录提前终止(mRNA 形成有不同的拼接方式,基因中提前出现终止密码子)、DNA 重排成活性基因(DNA 通过重排形成活性基因)。

密码子为 mRNA 链上能代表某个氨基酸的 3 个相连的核苷酸。核基因遗传密码一般特征有连续性与方向性(遗传密码连续、无标点,方向从 mRNA5′ 端到 3′ 端)、起始密码子和终止密码子(起始密码子为 AUG,终止密码子有 UAA、UAG、UGA)、简并性(几个密码子识别同一种氨基酸,为同义密码)、通用性。线粒体有其独立的基因组,而且有些遗传密码不同于核基因密码。

基因突变的性质包括突变的可逆性、多向性、有害性、随机性。基因突变的类型有自发突变、诱发突变。引起诱发突变的因素包括温度、辐射、化学物质、病毒。突变的分子机制有碱基置换、缺失、插入、融合。突变的效应有错义突变、无义突变、同义突变。

基因组多态性类型包括编码序列多态性(同义密码多态、异义密码多态等)、非编码序列多态性(卫星DNA、小卫星DNA、微卫星DNA、Alu重复家族等)。基因组多态性标记有限制性片段长度多态性(RFLP)、单核苷酸多态性(SNP)等。

复习思考题

一、名词解释

1. 基因组(Genome);

2. 基因(Gene);

3. TATA框(TATA Box);

4. 复合转录单位(Complex Transcription Unit);

5. 隔裂基因(Split Gene);

6. 外显子(Exon);

7. 内含子(Intron);

8. 密码子(Codon);

9. 基因突变(Gene Mutation);

10. 无义突变(Nonsense Mutation);

11. 错义突变(Missense Mutation);

12. 保守序列(Conserved Sequence);

13. 启动子(Promoters);

14. 卫星DNA(Satellite DNA);

15. 限制性片段长度多态性(Restriction Fragment Length Polymorphism, RFLP)。

二、填空题

1. 原核生物的操纵子包括:_____、_____和_____。同一段DNA序列能产生不同的mRNA分子,这段DNA序列称为_____。

2. 大多数真核生物的结构基因由_____和_____两部分镶嵌排列而成,其中只有_____在mRNA剪接加工过程中被去除,最终不存在于成熟mRNA分子中。

3. 基因概念的发展可分为:_____、_____、_____3个主要阶段。

4. 在生物的基因组中,总的来说,可分为_____与_____两大类。前者在高等生物的基因组中仅占2%,主要是编码_____的结构基因。一个结构基因只对应转录产生一种 mRNA,此基因称为_____。

5. 真核生物基因中,有一些核酸序列不参与编码蛋白质,但与结构基因的转录有关,这些序列主要有:_____、_____和_____。一段能加快基因转录速度,增强基因转录效率的序列称为_____。

6. 核基因遗传密码的一般特征有:_____、_____、_____和_____。

7. 基因突变的特征有:_____、_____、_____和_____。

8. 控制基因表达的基因称为_____,决定蛋白质或酶分子结构的基因称为_____。

9. 人工诱发基因突变的方法主要有:_____、_____、_____和_____。

10. 碱基置换分为_____和_____两种形式。由于基因突变,密码子改变了,但所编码的氨基酸没有变化,这种突变称为_____,这类密码子称为_____。

11. 一个以上的密码子识别同一种氨基酸,这些密码子称为_____。编码某一氨基酸的密码子变成了编码另一种氨基酸的密码子,这种突变称为_____。编码某一个氨基酸的密码子变成了终止因子识别的密码子,这种突变称为_____。

12. DNA 合成过程中,_____方向的新链是连续合成的,_____方向的新链是不连续的。

三、单项选择题

1. 真核基因组中占绝大多数的是(　　)。
   A. 编码序列　　　　　　B. 非编码序列　　　　　　C. 结构基因
   D. 调控基因　　　　　　E. 以上都不是

2. 关于增强子,下列哪项描述是正确的?(　　)。
   A. 只能近距离增强启动子的转录活性　　B. 作用方向只能是 $5' \to 3'$
   C. 能与 RNA 聚合酶 II 结合　　　　　　D. 具进化保守性
   E. 可插在启动子中

3. 内含子(Intron)的剪切位点具有(　　)的特征。
   A. $5'$-GU,$3'$-AG　　　B. $5'$-AU,$3'$-GU　　　C. $5'$-GA,$3'$-UG
   D. $5'$-UG,$3'$-GA　　　E. $5'$-UA,$3'$-GA

4. 转换突变是指(　　)。
   A. 嘧啶被嘌呤取代或反过来

　　　B. 插入一个或两个碱基或碱基类似物插入 DNA 中

　　　C. 减少碱基类似物如腺嘌呤的频率

　　　D. 一种嘌呤替代另一种嘌呤或一种嘧啶替代另一种嘧啶

　　　E. 嘌呤和嘧啶位置之间的转换

5. 颠换突变是指(　　)。

　　　A. 嘧啶被嘌呤取代或反过来

　　　B. 插入一个或两个碱基或碱基类似物插入 DNA 中

　　　C. 减少碱基类似物如此腺嘌呤的频率

　　　D. 一种嘌呤替代另一种嘌呤或一种嘧啶替代另一种嘧啶

　　　E. 嘌呤和嘧啶位置之间的转换

6. 核基因遗传密码一般特征有(　　)。

　　　A. 遗传密码有间隔、无标点,方向从 mRNA$5'$端到 $3'$端

　　　B. 遗传密码连续、无标点,方向从 mRNA$5'$端到 $3'$端

　　　C. 遗传密码不连续、无标点,方向从 mRNA$3'$端到 $5'$端

　　　D. 遗传密码连续、无标点,方向从 mRNA$3'$端到 $5'$端

　　　E. 遗传密码简并性、有标点,方向从 mRNA$5'$端到 $3'$端

7. TATA 框是下列哪种酶的结合位置?(　　)。

　　　A. RNA 聚合酶Ⅰ　　　B. RNA 聚合酶Ⅱ　　　C. RNA 聚合酶Ⅲ

　　　D. DNA 聚合酶Ⅰ　　　E. DNA 聚合酶Ⅱ

8. 密码子 CUU 的反密码子是(　　)。

　　　A. AAG　　　　　　　B. GAA　　　　　　　C. UUC

　　　D. CUU　　　　　　　E. GTT

9. mRNA 通过密码子决定蛋白质的(　　)。

　　　A. 一级结构　　　　　B. 二级结构　　　　　C. 三级结构

　　　D. 四级结构　　　　　E. 空间结构

10. DNA 分子中的遗传信息主要由下列哪种因素决定?(　　)。

　　　A. 碱基对的数量　　　　　B. A—T 与 G—C 的比例

　　　C. A—G 与 T—C 的比例　　　D. 碱基对互补的种类

　　　E. 碱基对的排列顺序

11. CAAT 框是(　　)。

　　　A. 增强子　　　　　　B. 近启动子单元　　　　C. 启动子

　　　D. CpG 岛　　　　　　E. 减弱子

12. 某一对碱基的置换使编码某一氨基酸的三联体密码子变成编码另一种氨基酸的密码子,这后一种密码子称为(　　)。

　　　A. 同义密码子　　　　B. 无义密码子　　　　C. 错义密码子

　　　D. 有义密码子　　　　E. 反义密码子

　13. 与 mRNA 从细胞核到细胞质的转运有关,能避免核酸酶的降解作用,增
强 mRNA 的稳定性,保证翻译效率的是(　　　)。

　　　A. GC-box　　　　　　B. TATA-box　　　　C. CAAT-box

　　　D. 帽子结构　　　　　E. ployA 尾巴

四、不定项选择题

　1. 原核生物的操纵子包括(　　　)。

　　　A. 启动子　　　　　　B. 操纵基因　　　　C. 复合转录单位

　　　D. 结构基因　　　　　E. 简单转录单位

　2. 基因突变的特征有(　　　)。

　　　A. 可逆性　　　　　　B. 多向性　　　　　C. 有害性

　　　D. 随机性　　　　　　E. 偶然性

　3. 根据碱基变化的情况,基因突变的主要类型有(　　　)。

　　　A. 碱基置换　　　　　B. 碱基缺失　　　　C. 碱基插入

　　　D. 基因融合　　　　　E. 碱基重复

　4. 基因组多态性类型包括(　　　)。

　　　A. 同义密码多态　　　B. 异义密码多态　　C. 卫星 DNA

　　　D. 小微卫星 DNA　　　E. Alu 重复家族

　5. 核基因遗传密码一般特征有(　　　)。

　　　A. 连续性　　　　　　B. 无标点　　　　　C. 无方向性

　　　D. 从 mRNA $5'$ 端到 $3'$ 端　E. 从 mRNA $3'$ 端到 $5'$ 端

五、问答题

　1. 典型的真核细胞结构基因应包括哪些主要的组成部分?

　2. 简述真核生物基因组的组成成分。

　3. 简述基因突变的特征及其突变效应。

　4. 试述基因与结构基因的定义,两者之间的关系如何?

参 考 答 案

一、名词解释

　1. 基因组:指单倍体细胞中所包含的全部遗传信息,也称为一个染色体组。

2. 基因:指合成有功能的蛋白质多肽链或 RNA 所必需的全部核酸序列(通常是 DNA 序列)。

3. TATA 框:位于转录起始点上游 25~30 bp 处,是一段高度保守的构成启动子的 DNA 序列,保证转录起始点的精确性,又对转录水平有定量效应。

4. 复合转录单位:指同一段 DNA 序列能产生不同的 mRNA 分子,即在转录时,这段 DNA 序列能产生两种或两种以上的 mRNA 分子,这段序列被称为复合转录单位。

5. 隔裂基因:真核生物的结构基因被内含子隔开,分割成若干外显子,形成镶嵌排列的断裂形式,这种基因称为隔裂基因。

6. 外显子:凡在成熟 mRNA 上有相应反映的 DNA 片段称为外显子,属于编码序列。

7. 内含子:那些在成熟的 mRNA 上没有相应反映的 DNA 片段称为内含子,属于非编码序列。

8. 密码子:mRNA 上每 3 个相邻碱基(三联体)代表多肽链中的 1 种氨基酸,因此,我们把这个三联体叫作密码子。

9. 基因突变:是指染色体一定位点上出现的基因内部化学变化所致的可遗传的变异。

10. 无义突变:是指由于某个碱基的改变使代表某种氨基酸的密码子突变为终止密码子,从而使肽链合成提前终止。

11. 错义突变:是指编码某种氨基酸的密码子经碱基替换以后,变成编码另一种氨基酸的密码子,从而使多肽链的氨基酸种类和序列发生改变。

12. 保守序列:是指在进化程度不同的生物中都存在的 DNA 序列。

13. 启动子:是位于结构基因 5′端上游的一段 DNA 序列,能够指导 RNA 聚合酶同模板正确结合,活化 RNA 聚合酶,启动基因转录。

14. 卫星 DNA:是一类可以通过密度梯度离心分离的包含大量串联重复的 DNA 短序列,主要分布于着丝粒等异染色质区。

15. 限制性片段长度多态性(RFLP):是指 DNA 双链上碱基突变引起特异性的限制性内切酶识别位点改变,包括原有酶切位点的消失或出现新的酶切位点,致使酶切片段长度随之发生变化的一类多态现象。

二、填空题

1. 启动子、操纵基因、结构基因、复合转录单位。

2. 外显子、内含子、内含子。

3. 一个基因一个性状、一个基因一个酶、一个基因一条多肽。

4. 编码序列、非编码序列、蛋白质多肽链、简单转录单位。

5. 启动子、近启动子单元、增强子、增强子。

6. 连续性和方向性、起始与终止密码子、简并性、通用性。

7. 可逆性、多向性、有害性、随机性。

8. 调控基因、结构基因。

9. 温度、辐射、化学物质、病毒。

10. 转换、颠换、同义突变、同义密码子。

11. 同义密码子、错义突变、无义突变。

12. $5' \rightarrow 3'$、$3' \rightarrow 5'$。

三、单项选择题

1. B　2. E　3. A　4. D　5. A　6. B　7. B　8. A　9. A　10. E　11. B　12. C　13. E

四、不定项选择题

1. ABD　2. ABCD　3. ABCD　4. ABCDE　5. ABD

五、问答题

1. 真核生物的结构基因是隔裂基因，由外显子和内含子镶嵌排列而成。在5′非翻译区有一转录起始部位，也称加帽位点；在3′非翻译区的一端有加尾部位。此外，还有一些与结构基因转录有关的核苷酸序列，如：TATA框(启动子)、近启动子单元、增强子等。

2. 基因组包括编码序列与非编码序列：

编码序列：(1) 主要为结构基因；(2) 少量编码 rRNA、tRNA、snRNA 基因。

非编码序列：(1) 间隔序列；(2) 调控序列；(3) 间插序列；(4) 5′非翻译区；(5) 3′非翻译区。

3. 基因突变的特征：可逆性、多向性、有害性、随机性；基因突变的效应：(1) 错义突变：是指编码某种氨基酸的密码子经碱基替换以后，变成编码另一种氨基酸的密码子，从而使多肽链的氨基酸种类和序列发生改变。(2) 无义突变：有义密码突变为无义密码。(3) 同义突变：同义密码子间的突变。

4. 基因：合成有功能蛋白质多肽链或 RNA 所必需的全部核苷酸序列(DNA)；结构基因：决定一条多肽链氨基酸顺序的一段核苷酸序列。结构基因是基因的一部分。

　　　　　　　　　　　　　　　　　　　　　　(高继光　徐思斌)

第十一章　细胞基因组的复制与表达

本章学习要点

双链 DNA 复制为半保留复制，有特定的复制起始点，进行双向复制。大肠杆菌环状双链 DNA 复制时，复制起始点处和 dnaA 蛋白形成开放复合物，解旋酶（dnaB 蛋白）解旋，单链 DNA 结合蛋白维持 DNA 单链状态。复制时要有 DNA 聚合酶和 RNA 引物；新合成的子链分别称为前导链和后随链。真核细胞 DNA 复制比原核细胞复杂，有多个复制起点，八聚体的解聚及组蛋白不断合成与装配，端粒酶催化染色体末端端粒的复制。反转录酶可反向转录出（—）DNA，水解异质双链中 RNA，以（—）DNA 为模板，合成（＋）DNA。DNA 的两条链中，基因链（意义链）储存遗传信息，反基因链（反意义链）为转录模板。

原核生物的转录单位是操纵子（多顺反子），转录起始因子 σ，RNA 聚合酶催化 mRNA、tRNA、rRNA 合成；启动子为 Pribnow 框，转录终止方式分 ρ 因子不依赖终止和 ρ 因子依赖终止。真核生物的转录单位为一个结构基因（单顺反子）。RNA 聚合酶 I 催化 28S、5.8S、18S rRNA 合成；聚合酶 II 催化 mRNA 和 4 种参与 RNA 剪接的小分子 RNA；聚合酶 III 催化 tRNA、5S rRNA、小分子 RNA 合成。启动子为 TATA 框、GC 框，有多个转录因子。DNA 转录后，又重新形成核小体，折叠成染色质。

原核生物转录和翻译紧密偶联，mRNA 合成后不需加工。真核生物转录后必须经过加帽、加尾、剪接、编辑，才能形成成熟的 mRNA。转录后，原核生物 rRNA 前体加工成 16Sr RNA、5S rRNA、23S rRNA，真核生物 rRNA 前体加工成 18S rRNA、5.8S rRNA、28S rRNA。转录后，tRNA 经剪接、局部碱基配对，形成三叶草形，含反密码环，反密码子与密码子不严格配对。

多肽链合成分起始、延长、终止三个阶段。多肽链合成开始，原核生物 mRNA S-D 序列能识别 16S rRNA 小亚基；真核生物 mRNA5′帽、Kozak 序列识别小亚基中的 18S rRNA。多肽链合成起始复合物由起始因子、mRNA、起始氨酰 tRNA、小亚基、大亚基组成。通过进位、转肽，多肽链合成延长。释放因子（RF）能识别终止密码，使转肽酶转肽作用丧失，而水解酯键，多肽链释放，蛋白质合成装置解离。

多肽链合成后，须经过有限水解、共价化学修饰、折叠等加工过程，才成为功能蛋白。

　　信息流基本路线为复制、转录、翻译，即为中心法则。

复习思考题

一、名词解释

　　1. 半保留复制(Semiconservative Replication)；

　　2. 中心法则(Central Dogma)；

　　3. 复制叉(Replication Fork)；

　　4. 引物(Primer)；

　　5. 端粒(Telomere)；

　　6. 前导链(Leading Strand)；

　　7. 后随链(Lagging Strand)；

　　8. 基因表达(Genetic Expression)；

　　9. 基因链(意义链)(Gene Strand)；

　　10. 反基因链(反意义链)(Antigene Strand)；

　　11. 转录(Transcription)；

　　12. 转录单位(Transcription Unit)；

　　13. 遗传密码的简并性(Degeneracy)；

　　14. 反向转录酶(Reverse Transcriptase)；

　　15. 剪接(Splicing)；

　　16. RNA 编辑(RNA Editing)。

二、填空题

　　1. 原核细胞 DNA 有_____复制起始点，而真核细胞 DNA 有_____复制起始点。

　　2. DNA 复制过程中，DNA 聚合酶Ⅰ和 DNA 聚合酶Ⅲ作用的共同点是需要_____和_____。

　　3. 原核生物双链 DNA 复制中先后有 3 种聚合酶发挥作用，它们是_____、_____、_____。

　　4. DNA 复制过程中，新链的合成方向是从_____。其中一条链合成的方向为与复制叉前进的方向一致，因此，该链的合成是连续的，这条链称为_____。

5. DNA 复制时,新链合成时模板链的方向是从_____端到_____端。

6. 双链 DNA 复制有_____、_____和_____等基本特征。

7. DNA 复制过程中,一条合成是连续的,另一条链合成的方向与复制叉前进的方向_____,因此,要先合成多个 RNA 引物,然后在 DNA 聚合酶Ⅲ作用下合成一段_____,两者合称为_____,这样多个片段逐个首尾相连,连成一条连续的子链,称为_____。

8. 主要的转录产物除了 mRNA 外,还有_____、_____等几种RNA。

9. 真核生物的转录和翻译在_____和_____上是分开的,转录在_____进行,翻译在_____中进行。真核生物 mRNA 的前体是_____。

10. 催化大肠杆菌转录的 RNA 聚合酶是一个复合酶,它由_____个多肽链组成的亚单位构成,整个酶分子称为_____。其中的_____因子有转录起始因子作用,当它从酶分子上解离后,剩下的部分称为_____。

11. 遗传信息从原初遗传物质 DNA 传递到蛋白质要经历_____和_____两个过程。

12. 在 DNA 分子中,基因遗传信息所在的那条链称之_____,与之互补的那条链称之_____。

13. 信使 RNA(mRNA)是 DNA 核苷酸顺序中_____基因的转录产物,它是合成_____的直接模板。mRNA 上密码子的核苷酸方向是从_____排列的,而 tRNA 上的反密码子则是从_____的方向与它配对。

14. 反转录酶能以_____为模板,反向转录出_____,形成_____双链,并能水解双链中的_____。

15. 反转录酶有三种活性:_____、_____、_____。

16. 几乎所有的生物都使用同一套遗传密码,这种现象叫作_____;反密码子与密码子不严格配对称为_____。

17. 无论密码子与反密码子,书写或读码时,方向均为_____。

18. 蛋白质合成过程大致可分三步:_____、_____和_____。

19. 大肠杆菌主要有两种转录的终止机制,一种是_____,另一种是_____。

20. 由 hnRNA 加工成成熟 mRNA 的,整个过程包括:_____、_____、_____和_____。

21. 合成多肽链,首先要形成由_____、_____和_____组成的复合体。

22. 蛋白质合成的原料是_____;细胞中合成蛋白质的场所是_____。翻译的直接模板是_____;遗传指令来自_____。

23. 多肽链合成终止,是因为_____识别终止密码,使_____转肽作用丧失,水解酯键,多肽链释放。

三、单项选择题

1. 下列关于真核 DNA 的复制的叙述正确的是( )。
   A. 仅有一个复制子,单一复制起始点
   B. 冈崎片段有 1 000～2 000 核苷酸的长度
   C. 在细胞周期的全过程都发生
   D. 至少需要一种 DNA 聚合酶有 3′-5′外切核酸酶的活性
   E. 复制的起始需要启动子

2. DNA 复制中,下列哪一种酶是不需要的? ( )。
   A. DNA 指导的 DNA 聚合酶　　　　　B. DNA 连接酶
   C. 反转录酶　　　　　　　　　　　　D. 解旋酶
   E. 限制性内切酶

3. 下述有关端粒酶的描述哪项不正确? ( )。
   A. 以自身的 RNA 复合物作模板合成 DNA
   B. 它将端粒加到 DNA 链的 5′末端
   C. 结合在线性染色体末端的一段延伸 DNA 序列上
   D. 它是一种反转录酶
   E. 端粒酶的实质是 RNA-蛋白质复合物

4. 蛋白质合成的直接模板是( )。
   A. DNA　　　　　　　　B. hnRNA　　　　　　　　C. mRNA
   D. tRNA　　　　　　　　E. rRNA

5. 基因表达产物是( )。
   A. DNA　　　　　　　　　　B. RNA
   C. 蛋白质　　　　　　　　　D. 大多是 RNA,有些基因产物是蛋白质
   E. 大多是蛋白质,有些基因产物是 RNA

6. DNA 的遗传信息通过下列哪种物质传递到蛋白质? ( )。
   A. DNA 本身　　　　　　B. rRNA　　　　　　　　C. tRNA
   D. mRNA　　　　　　　　E. hnRNA

7. 原核细胞 RNA 聚合酶的亚基组成是( )。
   A. $\alpha\alpha\beta\beta'$　　　　　　　B. $\alpha\alpha\beta\beta'\sigma$　　　　　　　C. $\alpha\alpha\beta$

D. αββ′ E. αβ

8. 下列关于反转录的叙述错误的是( )。
   A. 以 RNA 为模板合成 DNA B. RNA-DNA 杂交体是终产物
   C. 新链的延长方向为 5′→3′ D. 遵守碱基配对规律
   E. 反转录过程需要反转录酶

9. DNA 复制和转录过程有许多相同点,下列描述哪项是错误的?( )。
   A. 转录以 DNA 一条链为模板,而复制以 DNA 两条链为模板
   B. 在这两个过程中合成新链的方向均为 5′→3′
   C. 复制的产物通常情况下大于转录的产物
   D. 两过程均需 RNA 引物
   E. 这两个过程参与的酶不同

10. mRNA 的转录后加工不包括( )。
    A. 5′端加入 7-甲基鸟苷三磷酸 B. 3′端加 polyA
    C. 切除内含子,连接外显子 D. RNA 的编辑
    E. 加 CCA 尾

11. 大肠杆菌的遗传物质是( )。
    A. 双链 DNA B. 环状双链 DNA C. 单链 RNA
    D. 双链 RNA E. 单链 DNA

12. DNA 模板链为 5′-ATTCAG-3′,其转录产物是( )。
    A. 5′-GACTTA-3′ B. 5′-TAAGTC-3′ C. 5′-UAAGUC-3′
    D. 5′-CUGAAU-3′ E. 5′-CUGAGU-3′

13. 作为转录的模板链是( )。
    A. 前导链 B. 后随链 C. 基因链
    D. 反基因链 E. 有意义链

14. DNA 复制时,子链的合成是( )。
    A. 一条链延长方向为 5′→3′,另一条链延长方向为 3′→5′
    B. 两条子链延长方向均为 5′→3′
    C. 两条链均为连续合成
    D. 两条链延长方向均为 3′→5′
    E. 两条链均为不连续合成

15. 冈崎片段是指( )。
    A. DNA 模板上的 DNA 片段 B. 引发酶催化合成的 RNA 片段
    C. 后随链上合成 DNA 片段 D. 前导链合成的 DNA 片段
    E. 染色体末端的延长 DNA 片段

16. 在 DNA 复制中担任错配校读任务的主要是（　　）。
    A. DNA 酶　　　　　　B. RNA 酶　　　　　　C. DNA 聚合酶
    D. 拓扑异构酶　　　E. DNA 链接酶

17. 真核生物核糖体中有 4 种 rRNA 分子，其中由 RNA 聚合酶Ⅲ转录而来的是（　　）。
    A. 5S rRNA　　　　　B. 5.8S rRNA　　　　　C. 18S rRNA
    D. 28S rRNA　　　　E. 以上都不是

18. DNA 复制时不需要以下哪种酶？（　　）。
    A. DNA 指导的 DNA 聚合酶　B. RNA 指导的 DNA 聚合酶
    C. 拓扑异构酶　　　　　　　D. 连接酶
    E. RNA 酶

19. DNA 连接酶的作用为（　　）。
    A. 合成 RNA 引物　　　　　B. 将双螺旋解链
    C. 去除引物、填补空隙　　　D. 链接前导链与后随链
    E. 使 DNA 链的缺口连接起来

20. DNA 复制时，下列因子对 DNA 链解旋和解链都是必需的，但（　　）除外。
    A. 拓扑异构酶　　　　　B. 解旋酶　　　　　　C. ATP 供应能量
    D. 单链结合蛋白　　　E. 核酸内切酶

21. 大肠杆菌的 RNA 聚合酶由数个亚基组成，下列哪一组是其核心酶？（　　）。
    A. $\alpha_2\beta$　　　　　　　B. $\alpha_2\beta\sigma$　　　　　　C. $\alpha_2\beta\beta'$
    D. $\alpha\beta$　　　　　　　E. $\alpha_2\beta_2$

22. 真核细胞中的 mRNA 帽子结构是（　　）。
    A. 7-甲基鸟嘌呤核苷三磷酸　　B. 7-甲基尿嘧啶核苷三磷酸
    C. 7-甲基腺嘌呤核苷三磷酸　　D. 7-甲基胞嘧啶核苷三磷酸
    E. 7-甲基胸腺嘧啶核苷三磷酸

23. RNA 编辑是指（　　）。
    A. rRNA 的加工过程　　　　　B. tRNA 的加工过程
    C. mRNA 前体的碱基序列改变　D. mRNA 加工中的剪接
    E. 内含子的切除

24. 真核生物中负责 mRNA 合成的酶是（　　）。
    A. RNA 聚合酶Ⅰ　　　B. RNA 聚合酶Ⅱ　　　C. RNA 聚合酶Ⅲ
    D. RNA 酶　　　　　　E. RNA 聚合酶的核心酶

25. 生物体编码 20 种氨基酸的密码子个数是（　　）。

　　A. 20　　　　　　　　　B. 24　　　　　　　　　C. 61

　　D. 64　　　　　　　　　E. 48

26. tRNA 上与密码子 CUG 互补配对的反密码子应为（　　）。

　　A. CAG　　　　　　　　B. GAC　　　　　　　　C. GCA

　　D. CGA　　　　　　　　E. GUC

27. tRNA 结构的显著特点是（　　）。

　　A. 有二氢尿嘧啶环　　　B. 3′端有多聚 U　　　　C. 5′端有 CCA

　　D. 双链,三叶草形　　　　E. 有反密码环

28. 下列属于反转录病毒的是（　　）。

　　A. 呼吸道肠道病毒　　　B. 艾滋病病毒　　　　　C. 脊髓灰质炎病毒

　　D. 牛水疱性口炎病毒　　E. 人乙型肝炎病毒

29. 肽链延伸过程中所需要的能量由哪项提供?（　　）。

　　A. 起始因子(IF)　　　　B. 释放因子(RF)　　　　C. ATP

　　D. GTP　　　　　　　　E. ATP 与 GTP 联合供能

30. 蛋白质生物合成是指（　　）。

　　A. 蛋白质分解代谢的逆过程

　　B. 由氨基酸自发聚合成多肽

　　C. 氨基酸在氨基酸聚合酶催化下连接成肽

　　D. 由 mRNA 上的密码子翻译成多肽链的过程

　　E. 氨基酸缩合成多肽链的过程

四、不定项选择题

1. 双链 DNA 复制的基本特征是（　　）。

　　A. 半保留复制　　　　　　　　B. 单向复制

　　C. 有特定的复制起始点　　　　D. 双向复制

　　E. 环状复制

2. RNA 聚合酶 I 催化合成的 RNA 有（　　）。

　　A. 28S rRNA　　　　　　B. 5.8S rRNA　　　　　C. 23S rRNA

　　D. 18S rRNA　　　　　　E. 16S rRNA

3. DNA 复制时需要以下哪几种酶?（　　）。

　　A. DNA 指导的 DNA 聚合酶　　B. RNA 指导的 DNA 聚合酶

　　C. 拓扑异构酶　　　　　　　　D. 连接酶

　　E. 引物酶

4. mRNA 的转录后加工包括（　　）。

　　A. 5′端加入 7-甲基鸟苷三磷酸　B. 3′端加 polyA

　　C. 切除内含子,连接外显子　　　D. 加 CCA 尾

　　E. RNA 编辑

5. 多肽链合成后,须经过（　　）加工才能成为功能蛋白。

　　A. 有限水解　　　　　B. 糖基化　　　　　　　C. β折叠

　　D. 二硫键　　　　　E. α螺旋

五、问答题

1. 简述真核生物 DNA 的复制特点。

2. 简述反转录酶的特征。

3. 简述真核生物的 3 种 RNA 聚合酶的分布与作用。

4. 简述真核生物 mRNA 转录后加工的过程。

5. 简述补充后的中心法则。

6. 试述双链 DNA 复制的一般特征。

7. 论述转录与复制的相同点和不同点。

8. 简述直接参与蛋白质生物合成的主要的 RNA 及其作用。

参 考 答 案

一、名词解释

1. 半保留复制:DNA 复制时,以解开的两条链各自为模板,使复制后的 DNA 分子各含有一条原来的旧链和一条新链。

2. 中心法则:细胞内的基因先将它的遗传信息转录至 mRNA,经过翻译,再将特定的遗传信息翻译为特定的蛋白质。

3. 复制叉:双链 DNA 复制时,已经打开的 2 条单链与未解开的双链间形成 Y 形结构。

4. 引物:是指由引物酶催化合成的短链 RNA 分子。

5. 端粒:每条线性染色体末端有一段延伸的 DNA,含许多小的随机重复序列,长度约为 1 000 bp,这段序列称为端粒。

6. 前导链:是指 DNA 复制中连续合成的子链。

7. 后随链:是指 DNA 复制中不连续合成的子链。

8. 基因表达:是指基因的遗传信息通过转录和翻译成为具有生物功能的多肽或蛋白质的过程。

9. 基因链(意义链):基因遗传信息所在的那条链(5′→3′)称为基因链。

10. 反基因链(反意义链):基因转录时的模板链(3′→5′),以反基因链为模板,转录产物的

碱基序列与基因链的遗传信息保持一致。

11. 转录：是指信息从遗传物质转移到另一种信息大分子 RNA 上，即将 DNA 的碱基顺序转移成 RNA 的碱基顺序。

12. 转录单位：是指 RNA 聚合酶作用的 DNA 片段，即每次转录起始点到终止点的 DNA 顺序。

13. 遗传密码的简并性：一个以上的密码子可识别同一种氨基酸，这种现象称为简并性。

14. 反向转录酶：是一种能以单链 RNA 为模板合成 DNA 的酶，存在于反向转录病毒内。

15. 剪接：mRNA 前体中切除内含子并将外显子连接起来的过程。

16. RNA 编辑：mRNA 前体的碱基序列被改变，结果使得成熟 mRNA 序列与 mRNA 前体上的序列以及基因组 DNA 上的外显子序列不同。

二、填空题

1. 一个、多个。

2. DNA 模板、引物。

3. DNA 聚合酶Ⅰ、DNA 聚合酶Ⅱ、DNA 聚合酶Ⅲ。

4. $5'{\to}3'$、前导链。

5. $3'$、$5'$。

6. 半保留复制、有特定的复制起始点、双向复制。

7. 相反、DNA、冈崎片段、后随链。

8. tRNA、rRNA。

9. 时间、空间、核内、胞质、hnRNA。

10. 5、全酶、σ、核心酶。

11. 转录、翻译。

12. 基因链或意义链、反基因链或反意义链。

13. 结构、蛋白质或多肽链、$5'{\to}3'$、$3'{\to}5'$。

14. （＋）RNA、（－）DNA、异质、RNA。

15. 以（＋）RNA 为模板反转录成（－）DNA，形成异质双链；水解异质双链中的 RNA；以（－）DNA 为模板合成（＋）DNA。

16. 遗传密码通用性、遗传密码摇摆性。

17. $5'{\to}3'$。

18. 起始、延长、终止。

19. ρ 因子不依赖终止、ρ 因子依赖终止。

20. 加帽、加尾、剪接、RNA 编辑。

21. 核糖体、mRNA、起始氨酰 tRNA。

22. 氨基酸、核糖体、mRNA、DNA。

23. 释放因子、转肽酶。

三、单项选择题

1. D　2. E　3. B　4. C　5. E　6. D　7. B　8. B　9. D　10. E　11. B　12. D

13. D 14. B 15. C 16. C 17. A 18. B 19. E 20. D 21. C 22. A 23. C 24. B 25. C 26. A 27. E 28. B 29. D 30. D

四、不定项选择题

1. ACD 2. ABD 3. ACDE 4. ABCE 5. ABCDE

五、问答题

1. (1) 有多个起始点;(2) 有组蛋白的复制与装配;(3) 存在端粒的复制。

2. (1) 它能以(+)RNA 为模板,反向转录出(−)DNA,形成异质双链;(2) 它能水解异质双链中的 RNA,起 RNA 水解酶的作用;(3) 它能以(−)DNA 为模板合成(+)DNA,产生一个双链的 DNA 分子。

3. RNA 聚合酶 I:位于核仁,负责 28S、5.8S 和 18S 的 rRNA 前体的合成;另外合成 4 种参与 RNA 剪接的小分子 RNA;RNA 聚合酶 II:位于核仁外的核质内,负责 mRNA 的合成;RNA 聚合酶 III:位于核仁外的核质内,负责合成 5S rRNA、tRNA 和大量小而稳定的 RNA 分子。

4. 原初产物:hnRNA。

加工过程:(1) 加帽;(2) 加尾;(3) 剪接;(4) RNA 编辑。

5. $\text{DNA} \xrightarrow{\text{转录}} \text{RNA} \xrightarrow{\text{翻译}} \text{蛋白质}$

(1) DNA 的自我复制、转录、翻译;(2) RNA 的反转录、转录、翻译;(3) RNA 的自我复制、转录、翻译;

6. (1) 半保留复制;(2) 有特定的复制起点;(3) 双向复制。

7. (1) 复制和转录的共同特点:① 模板:DNA;② 原料:核苷酸;③ 碱基配对:遵循碱基互补配对原则;④ 延长方向:$5' \rightarrow 3'$;⑤ 合成位置:细胞核。

(2) 复制和转录的不同点:① 模板:转录以 DNA 单链为模版,而复制以 DNA 两条链为模板;② 引物:转录无引物,复制以一段特异的 RNA 为引物;③ 酶系:转录和复制中所用的酶不同;④ 原料:转录和复制中配对的碱基不完全一样,转录中碱基为三磷酸核苷酸,其中 A 对 U,而复制中碱基为脱氧三磷酸核苷酸,其中 A 对 T。⑤ 合成单位:转录以基因为单位,复制以 DNA 分子为单位。⑥ RNA 链的合成是连续的,转录不对称;DNA 复制为半保留、半不连续。

8. 参与蛋白质生物合成主要的 RNA 分别是 mRNA、tRNA、rRNA。

(1) mRNA 是遗传信息的携带传递者,以密码子形式指导多肽链合成。

(2) tRNA 的作用主要有:① 专一性的携带和转运氨基酸;② 通过反密码来识别 mRNA 的密码,以保证其所携带的氨基酸准确对号入座。

(3) rRNA 的作用是参与构成核糖体,后者是蛋白质合成的"装配机"。

(汪　萍)

第十二章　细胞的整体性

本章学习要点

细胞的整体性表现在结构上的整体性和功能上的统一性。生物膜具有统一的单位膜构型、膜相结构的相互联系和膜的转移(膜流)、非膜相结构的相互联系(如微管)等说明其结构的整体性。膜相结构有区域化作用、增加胞内生化反应表面积,细胞核和细胞质相互依存,细胞代谢环节由各部分协调完成等方面说明了细胞功能上的统一性。

复习思考题

一、名词解释

膜流(Membrane Flow)。

二、填空题

1. 细胞的整体性既表现在_____的统一性,也表现在_____的统一性。
2. 细胞内膜相结构的主要作用为_____和_____等。

三、不定项选择题

1. 细胞内膜相结构的整体性反映在(　　　)。
   A. 单位膜结构　　　　　　　　B. 具有不对称性、流动性
   C. 均由脂类、蛋白质组成　　　D. 其厚度完全一致
   E. 膜相结构之间的相互联系和转移
2. 细胞周期中的(　　　)体现了细胞整体性。
   A. 细胞核膜的消失与重建　　　B. 微管的组装与去组装
   C. 中心粒的复制　　　　　　　D. 线粒体供能
   E. 溶酶体的消化

四、问答题

　　1. 细胞结构上的整体性表现在哪些方面？
　　2. 从功能上简述细胞是高度统一的整体。
　　3. 以分泌性糖蛋白的合成和运输为例，说明细胞的整体性。

参 考 答 案

一、名词解释

　　膜流：是指细胞膜和细胞内各种膜相结构之间的互相联系和转移。

二、填空题

　　1. 结构、功能。
　　2. 区域化、增加生化反应的表面积。

三、不定项选择题

　　1. ABCE　2. ABCD

四、问答题

　　1.（1）生物膜具有统一的单位膜构型；（2）膜相结构的相互联系和膜的转移；（3）非膜相结构的相互关系。
　　2.（1）膜相结构的区域化作用；（2）膜相结构增加了细胞内生化反应的表面积；（3）核与质的相互依存；（4）代谢环节的相互依存。
　　3. 合成蛋白质的指令在核内由 DNA 转录成 RNA；成熟的 mRNA 经核孔转移至细胞质内，细胞质提供核糖体、粗面内质网及蛋白质合成的原料，同时提供蛋白质加糖所需原料，合成的蛋白质经粗面内质网初加工，再经高尔基复合体进一步加工后，形成分泌转移至细胞膜，生物膜重组后出胞；整个过程线粒体提供能量。

　　　　　　　　　　　　　　　　　　　　　　　　　　　　（杨建课　杜少陵）

第十三章　生物工程及其医学应用

本章学习要点

生物工程为分细胞工程、基因工程等。基因工程(重组 DNA 技术)的主要步骤为目的基因的取得、载体的选择、目的基因与载体的连接、基因转移、基因文库、带有目的基因细胞的筛选、染色体步移等。基因工程限制酶从原核生物中制备,有特定切点,能切出黏性末端;常用基因工程载体有质粒、病毒等。

PCR 反应条件为引物、dNTPs、缓冲液、Tq 酶等,反应过程为热变性、退火、引物延伸。

复习思考题

一、名词解释

1. 细胞工程(Cell Engineering);
2. 基因工程(Genetic Engineering);
3. DNA 重组(DNA Recombination);
4. 聚合酶链式反应(PCR)(Polymerase Chain Reaction)。

二、填空题

1. 基因工程又称_____技术,目前从真核细胞提供目的基因常用的方法有:_____、_____和_____。

2. 动物细胞工程是建立在_____、_____和_____技术上发展起来的。

3. PCR 就是反复进行_____、_____、_____3 个步骤的循环过程。

4. 限制酶能识别 DNA 内部特异序列,有_____切点,能切出_____。

5. 基因工程是将目的基因通过_____导入_____细胞,并在其中表达。

三、单项选择题

1. 遗传工程分为广义和狭义,狭义的遗传工程是指(　　)。
   A. 基因工程　　　　　B. 细胞工程　　　　　C. 染色体工程
   D. 蛋白质工程　　　　E. 酶工程

2. DNA 克隆过程不包括(　　)步骤。
   A. 获取目的基因　　　B. 选择与构建载体　　C. 筛选转化子
   D. 导入宿主细胞　　　E. 基因表达

3. 基因工程常用于 DNA 分子体外切割的酶是(　　)。
   A. 限制酶　　　　　　B. 核酸酶　　　　　　C. 反转录酶
   D. 连接酶　　　　　　E. 水解酶

4. 基因工程的基本程序一般不包括(　　)。
   A. 工具酶的改造　　　B. 目的 DNA 与载体的连接
   C. 导入寄主细胞　　　D. 重组体的筛选
   E. 获取目的基因

5. 限制性内切核酸酶是指(　　)。
   A. 识别 RNA 的特异序列　　B. 识别 DNA 的特异序列
   C. 限制并保护自身的 DNA　　D. 具有统一的识别位点
   E. 可以选择性的切断 RNA

6. 在基因工程技术中,将目的基因与载体 DNA 拼接的酶是(　　)。
   A. DNA 聚合酶　　　　B. 反转录酶　　　　　C. 限制性内切核酸酶
   D. RNA 酶　　　　　　E. DNA 连接酶

四、不定项选择题

1. 生物工程包括(　　)。
   A. 细胞工程　　　　　B. 基因工程　　　　　C. 酶工程
   D. 发酵工程　　　　　E. 蛋白质工程

2. 克隆技术应用非常广泛,有(　　)几种。
   A. 分子克隆　　　　　B. 细胞克隆　　　　　C. 细胞器克隆
   D. 细菌克隆　　　　　E. 克隆动物

3. 基因工程技术主要有(　　)。
   A. 取得目的的基因　　B. 选择载体　　　　　C. 目的基因与载体连接
   D. 受体细胞筛选　　　E. PCR 法转移基因

4. 限制性内切核酸酶(限制酶)的特征有(　　)。

    A. 有特定的切点

    B. 能切出粘性末端

    C. 主要提取于原核生物

    D. 不能水解环状双链 DNA

    E. 可自我复制

五、问答题

1. 简述细胞工程的应用。
2. 简述基因工程的主要步骤。
3. 简述基因工程的医学应用。

参 考 答 案

一、名词解释

1. 细胞工程:是指应用细胞生物学和分子生物学方法,在细胞水平上进行遗传操作,改变细胞的遗传特性和生物学特性,以获得具有特定生物学特性的细胞和生物个体的技术。

2. 基因工程:又称重组 DNA 技术,是把含有一种生物特定基因的 DNA 片段放到另一种生物的细胞里,使后一种生物能够表达前一种生物的某种性状。

3. DNA 重组:是指不同来源的 DNA 分子通过末端共价连接(磷酸二酯键)而形成重新组合的 DNA 分子过程。

4. 聚合酶链式反应(PCR):一种体外扩增 DNA 的技术,基本反应包括:变性、退火、延伸。

二、填空题

1. 重组 DNA、化学合成法、酶促合成法、从染色体基因组中分离。
2. 细胞培养、细胞融合、细胞拆合。
3. 变性、退火、延伸。
4. 特定、黏性末端。
6. 载体、受体。

三、单项选择题

1. A 2. E 3. A 4. A 5. B 6. E

四、不定项选择题

1. ABCDE 2. ABDE 3. ABCD 4. ABC

五、问答题

1. 细胞工程的应用:(1) 组织工程;(2) 动物生物反应器;(3) 细胞治疗。

2. 基因工程技术的主要步骤:(1) 获取目的基因;(2) 目的 DNA 与载体重组;(3) 重组载体导入受体细胞;(4) DNA 扩增;(5) 筛选。

3. 基因工程的医学应用:(1) 基因诊断;(2) 基因治疗;(3) 转基因动物;(4) 生产基因工程产品。

（汪　萍）

参 考 文 献

[1] 桑建利,谭信. 细胞生物学实验指导[M]. 北京:科学出版社,2010.

[2] 章静波. 医学细胞生物学实验指导与习题集[M]. 2 版. 北京:人民卫生出版社,2009.

[3] 罗深秋. 医学细胞生物学实验指导与复习思考题[M]. 北京:科学出版社,2012.

[4] 马丹炜,王万军. 细胞生物学实验教程[M]. 北京:科学出版社,2010.

[5] 李素文. 细胞生物学实验指导[M]. 北京:高等教育出版社,2001.

[6] 安利国. 细胞生物学实验教程[M]. 北京:科学出版社,2005.

[7] 陈仁彪,孙岳平. 细胞与分子生物学基础[M]. 2 版. 上海:上海科学技术出版社,2003.

[8] 翟中和,王喜忠,丁明孝. 细胞生物学[M]. 3 版. 北京:高等教育出版社,2007.

[9] 陈誉华. 医学细胞学[M]. 4 版. 北京:人民卫生出版社,2008.